二十四

春养肝，夏养心，
秋养肺，冬养肾，四季养脾胃

节气吃什么

为您解密春温、夏热、秋凉、冬寒之时饮食之道

王健淇◎编著

湖南科学技术出版社

序

"食"亦有道 应季而为

民以食为天，但"食"亦有道。所谓春温、夏热、秋凉、冬寒，在昭示四季更迭这一自然规律之时，亦彰显饮食之道。

对此，在养生方面，中医的理念认为人与自然是和谐统一的，人应当适应自然规律，饮食方面更是如此。于是就有了"冬吃萝卜夏吃姜"这类饮食俗语的广泛流传。

另外，在食品危机频频爆发的今天，如何把这些"萝卜"、"姜"吃得放心又安全，也成为我们每日要思考的问题。

买本依据二十四节气的食疗书回家看看，将是个不错的选择，然而目前市面上关于四季养生饮食的书籍林林总总，买了，看了，受益较少，究其原因，不少出书者的专业素养还不足以承担一本有指导意义书籍的撰写。书中内容要么太过于专业，要么操作性较低。

作为在健康媒体一线奋斗的编辑们，身上肩负的不单是作为媒体的传播责任，更多的是作为健康媒体如何正确引导舆论的重担，如何带给大众"一看就懂"、"一学就会"、"一用就灵"的资讯常识。

本书基本的一条原则就是要"因时膳食"。即"春养肝，夏养心，秋养肺，冬养肾，四季养脾胃"。书中文字通俗易懂，对人们应时适季的饮食具有较强的指导意义，所选均为常见食材，制作方式简单明了。

本书的编撰结合了我们本身的固定栏目（39健康网《料食如神》http：//food. 39. net/pr/lsrs/每日一款养生菜），从撰写到出版历时一年有余。

更值得一提的是，重点负责本书出版的作者健淇，有着医学的专业背景以及丰富的图书出版经验，并且在最初撰写春分节气稿子的时候，她正经历孕期最难熬的前3个月，为了保证准时交稿，她几乎每个周末都在加班。她的文字朴实、细腻，没有华丽的堆砌，有的是一种关爱、一种体贴，仔细读下来，就好似品一壶清茶，一味清纯入腹而生。

希望这本书能为大家带来一整套关于24个节气的饮食指导，并为大家在选购食材感到迷惑重重时，提供一些正确的选购经验。

书中100多个食谱是经过营养分析再精心挑选而成，希望能为您家的菜谱增添一些花样，为您和您家人的餐盘提供更多适合的饮食指导。

最后，祝您二十四节气饮食调理愉快而有效，吃出健康，身体健康！

39健康网健康生活中心主编　辛欣

古有"民以食为天"，现在，很多人则以"吃货"自居，吃，已经从简单的生存需求演变成了一种精神上的享受，而我，就是这吃货大军里的一员。

工作之余，我经常喜欢窝在厨房里倒腾，做各式各样的菜式，并宴请亲朋好友前来评头论足。这成为了我生活中的一大消遣，我对这种吃的方式乐此不疲。

研究生毕业以后，我先后在国内知名的健康杂志社和健康网站担任编辑，在工作中采访过国内众多知名的医生、健康专家，也接到过许多读者、网友关于疾病、饮食调理的一些咨询，这些工作经历渐渐地提升了我对吃的追求：怎么吃才最健康？降温了吃什么食物最暖和？春天犯困吃什么能提神？天气炎热吃什么解暑又不伤胃？这成了近年来我在厨房里捣鼓厨具、食物时思考得更多的问题。

在饮食养生盛行的今天，个人认为，吃，只是一种享受，会吃，才是一门很深的学问，它要讲究"天时、地利、人和"。

"天时"，即要根据我国多年沿袭下来的二十四节气来安排自己的饮食。二十四节气不仅能准确反映天气变化，还与我们的人体息息相关。人与自然是一个统一的整体，我们根据节气的变化来安排饮食，能更好地调理体内的气血运行和脏腑活动，从而起到防病保健的效果。我们在生活中常听到"冬吃萝卜夏吃姜"、"萝卜上了街，药铺取招牌"便是最熟悉的例子。

"地利"，即要在二十四节气的基础上，根据自己所在的处所的气候来做出调整，中国地大物博，在同一时刻，当哈尔滨人欣赏着雪景吃着火锅时，说不定广州人还穿着短袖喝着冷饮，因此要根据当地的气候做出适应的饮食调整。

而"人和"，则是指个体的差异，这也是我写这本书时很深刻的感受，在广东，煲汤养生文化盛行，然而"一锅汤全家人喝"却成了大家饮食养生的一个盲点。即使是一家人，每个人的体质也会千差万别，对母亲的身体有食疗效果的药汤，也许对父亲完全没效果，甚至会起到反效果。

因此，顺应二十四节气变化的规律和特点，结合当地的气候特征，再根据自己的体质，进行合理的饮食安排，才是真正的科学饮食，才是一名聪明的吃货。

每个节气都顺应着大自然的安排，每种食材都有着它们自身的特性，应正确地选择合适的食材做出美味的菜肴，从而达到辅助调理我们的身体的目的。需要注意的是，食物只能辅助预防、治疗疾病，当身体感到不适时，最好要及时就医。

这本书，是在我研读了众多养生专家的医学著作，加上对网友饮食爱好的了解下而诞生的。全文以二十四节气为主线，首先介绍了每个节气的气候特点，人们在此时常出现的一些小毛病，应当做何种重点的预防措施，接着着重介绍了几种在每个节气比较适合食用的、常见的、有代表性的食材，最后教大家如何选购食材以及几款对应的养生食谱。食谱的制作方法较为简单，对应时适季的饮食应该具有较强的指导意义。

本书能顺利面市，我要特别感谢39健康网的领导和同事们在工作上对我的大力支持。特别是我的同事徐晓宇，在我编书期间，她利用自己的日语特长查找了很多最新的国外饮食和保健等资料，为这本书做出了很大的贡献。还要感谢湖南科技出版社对我的肯定以及付出的心血。最后我要感谢我的家人对我的照顾，以及我刚出生的宝宝昊天，在我每次写书感到劳累时，他在我肚子里都会很乖很懂事，给了我写作的灵感和动力。

在此，我衷心祝愿每一位读者都能成为健康又智慧的吃货，吃得健康又快乐。

由于我水平有限，且时间仓促，难免有谬误之处，恳切希望各位读者批评指正。

王健淇

2013年1月 广州

目录
CONTENTS

1

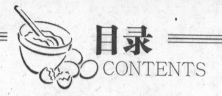

目录 CONTENTS

目录
CONTENTS

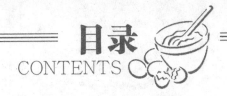

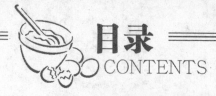

目录
CONTENTS

春季篇：养好肝脾

中医认为，自然界的规律是春生、夏长、秋收、冬藏。春季万物苏醒，生机勃勃，还伴随乍暖还寒的过渡阶段，要有目的地选择一些适合春季的食物来调理身体。

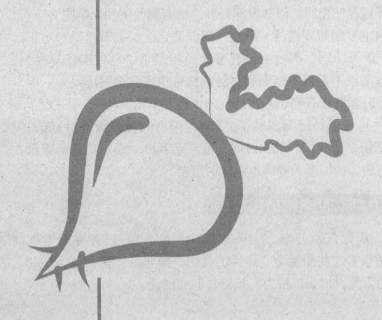

春季饮食调理分早、中、晚3阶段

作为冬季和夏季的过渡季节，春季气温变化大，因此春季饮食不能一刀切，建议从早春、仲春、晚春三阶段来调理，简单来说就是"早春宜养阳、仲春食甘少酸、晚春宜清淡"。

早春：大致包括立春、雨水节气，此时容易忽冷忽暖，体内的阳气开始往上升，在饮食上宜多吃些温性、热性的食物，以充实人体的阳气，增强人体抵抗力。

仲春：大致包括惊蛰、春分节气，人体的肝气随万物生长而过于旺盛，应少吃酸味的食品，以防"肝气过旺"，而应多吃些甜味的食物。

晚春：大致包括清明、谷雨节气，即将进入夏季，此时气温日渐升高，饮食上应以清淡为主，最好适当进食优质蛋白类食物及蔬果，防止体内积热。

春季人体肝脾负担过重

春天是树木生长、花草丛生的季节，在中医里春季属木；而人体的五脏中，肝也是木性，在春天正是肝气生发、活力渐盛，脱离蛰伏、摆脱疲倦的时机，因此肝与春气相通，假如没养好肝，会有哪些不利影响呢？

肝脏在人体内主要起疏理排泄、藏血（即储藏血液、调节血量和防止出血）、解毒、排毒等功能，因此肝脏在春天负担最重，易致旧病复发，如春季肝火旺导致阴液不足而不能润肺，肺结核等疾病就会乘虚而入。因此春季特别适合养肝保肝，有利于人体肝气的调达和舒畅。

然而，不能一味想着补肝而忽略了"脾"。因肝和脾就像一对兄弟，相互制衡，关系密切。当我们肝气太旺时，就会伤到脾。而当我们的脾很弱时，肝就会出问题，所以春天养脾也同样的重要。

春季免疫力低　可多吃助阳食品

春季是细菌、病毒繁殖旺季，中医主张"春夏养阳"，春季阳气生发，在饮食上宜适当多吃些能温性、热性的食物，如韭菜、葱、姜等，以助长、充实人体的阳气，增强抵抗力，抗御外邪的侵袭。

多食春季时令菜

孔子有句名言："不时，不食。"就是说，不符合节气的菜，尽量别吃。在春季可多食有"天然珍品"之誉的荠菜、营养物质"富矿"的菠菜、减肥佳品竹笋、维生素含量高的豆芽以及健脾生津的草莓。

立春：增辛　少酸　养肝脾

立春，俗称"打春"，每年2月4日或5日太阳到达黄经315度时为立春，是二十四节气的第一个节气。"立"就是"开始"，从立春这天开始，气温慢慢回升，人体内的阴寒之气也逐渐融化消散，阳气开始慢慢渐长起来，算是真正进入春天了。

日照、雨水增多　万物生长

立春之后，就会明显感觉到白昼转长、日照、降水逐渐增多，气温也趋于上升。而立春的15日在中国民间被分为三候："一候东风解冻，二候蛰虫始振，三候鱼陟负冰。"说的就是东风送暖，大地开始解冻。这和立春前的气候有很大差别，所以说立春时常处于一年中的转折点。

人体代谢加快　进食事半功倍

在这样的一个时节，大家要顺应春天阳气生发、万物初生的特点，注意保护阳气，着眼于一个"生"字。

此时春季大自然阳气上升、万物复苏，人体的新陈代谢也比冬季的旺盛许多，随着体内循环的加快，适当摄入一些营养物，能事半功倍地让身体吸收。

需要注意的是，在立春后的一段时间里，天气乍暖还寒，气候变化仍较大。此时人体随着春季的到来也开始变得疏松，对寒邪的抵抗能力有所减弱。所以，初春时节不宜过早减少棉衣物，老人、小孩、身体较弱的朋友们衣物尤要谨慎，不可骤减。

饮食九字诀：护阳气、多辛温、少酸辣

立春时节的饮食调养，应从享受清爽绿色蔬菜的初春阳气出发，进而达到调养体质的目的。

有辛甘味（即带有刺激味或甜味）的蔬菜如葱、香菜、红枣及花生等有助护阳，而胡萝卜、花菜、白菜及青椒等新鲜蔬菜，也有提升阳气之效，不妨适时补充一下。

立春养生还应多吃有热性、能发汗散寒的食物，如牛肉、豆豉、虾仁等。此外，白萝卜还可与粳米煮粥食或烙制萝卜丝饼，有助消化、补脾胃、祛风寒、祛痰、解毒。

此外，在五脏与五味的关系中，酸味入肝，会使肝气旺盛而损害脾胃，故要少吃具有酸性的蔬果，如西红柿、柑、橙子、橘子、柚、杏、木瓜、枇杷、山楂、橄榄、柠檬、石榴、乌梅等。

最后提醒一句，一旦立春，就不要再沿袭冬季大温大补的习惯，少吃麻辣火锅、羊肉、烧烤、油炸的食物，因为这些食物都可能损耗阳气，导致上火。

我们知道，黄芪是补气养脾的绝好药材，而牛肉有"牛肉补气，功同黄芪"之说，因此立春这个时节多吃点牛肉有好处。

推荐食材

❀ 牛肉　养肝补脾 ❀

牛肉的食疗功效：养脾补气

春季饮食重在养肝补脾，可以通过"增甘少酸"，即"多吃甘味，少吃酸味食物"来调理肝脾两脏。而甘味的食物不仅仅是指"甜"，还包括"淡"味的食物，比如白米饭。在动物肉中，牛肉因其"味甘性平"的中医特性，被归为补脾的佳品。牛肉有温补脾胃的功效，最适合虚弱体质的朋友食用。

中医认为，牛肉入脾、胃经，有补脾胃、益气血、强筋骨的功效。而西方营养学认为牛肉蛋白质含量高，脂肪含量低，味道鲜美，受人喜爱，

享有"肉中骄子"的美称。

而在市面上常看到水牛肉和黄牛肉，这两者也有区别。

我们从中医书里找到了答案："水牛肉，冷；黄牛肉，温。"意思是黄牛、牦牛性温，与绵黄芪同功，有补气功效；而水牛性冷，有安胎补血的功效，但不适合补气。因此在选购时要根据自身的体质和需求来挑选。在本文中，我们提倡选购黄牛肉为宜。

凡有体弱乏力、面色发黄、筋骨酸软、气虚易出汗等症状者，可以多食牛肉。

■选购牛肉的技巧

在我们这个时代，除了关注食物营养，还需考虑食品卫生安全问题，比如"注水牛肉"就要慧眼甄别。

如何区别呢？当牛肉注水后，肉纤维更显粗糙，纤维暴露明显；因为注水，牛肉还会有鲜嫩感，但仔细观察肉面，常有水分渗出；用手摸肉，不黏手，湿感重；还可用干纸巾贴在牛肉表面，纸巾很快就湿透。而正常牛肉手摸黏手，纸巾贴也不会湿透。

另外，牛肉要挑新鲜的为宜，选购时看肉的颜色可分辨：新鲜牛肉肌肉呈均匀的红色、有光泽，如果肉中含脂肪，要再检查脂肪的颜色，其颜色若为奶油色或白色，那就是新鲜健康的牛肉。看到肌肉色泽呈暗红、无光泽、脂肪发暗直至呈绿色的，需格外留意这是牛肉变质的征兆，即使价钱优惠也不要挑选。

■哪些人不宜吃牛肉

牛肉属发物，对于患有疮毒、湿疹、瘙痒症等皮肤病症者应戒食；而患有肝炎、肾炎者亦应慎食之，以免病情加重或复发。

■养生食谱

因牛肉的肌肉纤维长而粗糙，肌间筋膜结缔组织多，初步加热后蛋白质凝固时收缩性强，持水性相对降低，失水量大，反使肉质老韧。为回避这一缺点，烹调时多取切块炖、煮、焖、煨、卤、酱等长时间加热的烹调法。

食谱一　土豆炖牛肉

食材： 牛肉300～400克，土豆200～300克，食盐、胡椒粉各适量。

做法：

1. 将土豆削皮切块，牛肉切块后放入沸水中焯10分钟捞出洗净；

2. 锅加热后倒入油烧热，下土豆块大火煸炒至表面微黄盛出；

3. 另土豆和清水没过牛肉，烧开后转小火慢炖1～2小时至牛肉酥软、土豆熟透，加入食盐和胡椒粉调味即可。

营养点评： 网上传言"土豆配牛肉"有毒，营养学家经过证实，已粉碎了此谣言。从中医角度而言，土豆味甘性平，入胃、大肠经，有益气健脾、通利大便的功效。如果有脾胃虚弱、消化不良的朋友可以适量吃些土豆。两者配在一起炖食，无疑是补脾胃的绝好佳肴。

食谱二　红枣牛辗汤

食材： 牛辗300克，红枣20颗，龙眼肉5颗，生姜、食盐各适量。

做法：

1. 把新鲜的牛辗在沸水中飞水后，用冷水冲冷却后待用；红枣去核，龙眼肉洗净；

2. 锅中加水，烧开，放入生姜、红枣、龙眼肉、牛辗煲滚，慢煲2小时后，加入食盐调味即可。

营养点评： 牛辗是牛腹部上的一块肉，甚为好吃。中医认为红枣补脾益气、养血安神，两者合在一起炖汤，更加补气养脾，很适合女性朋友食用。

食谱三　圆笼粉蒸牛肉

食材： 牛肉500克，糯米粉150克，郫县豆瓣、生姜、香菜、大葱少许，米酒、白砂糖、辣椒粉、花椒粉、食用油、食盐各适量。

做法：

1. 牛肉切片，生姜切片，香菜、大葱切段待用；

2. 把食盐、郫县豆瓣、姜、米酒、食用油放入一碗内，拌匀待用；

> 3.往料汁内再加入糯米粉、牛肉片拌匀，放入蒸笼内，上蒸锅，用大气蒸沸，改小火蒸10~15分钟至肉熟；
> 4.取出牛肉，放入托盘，撒上葱花、辣椒粉、花椒粉和香菜即可。

营养点评：牛肉除了炖食，也可以用蒸的方法，既美味又营养。中医认为，糯米可健脾胃，益肺气，将其磨成粉和牛肉搭配吃，适合脾胃虚弱、体倦乏力、少食、腹泻、出汗多的朋友适当食用。

香菜　辛温健脾

因春季属于阳气开始升发的特点，适合多吃一些具有辛甘发散性质的食物，而少食用具有酸收作用的食物。辛甘发散物是指带有刺激味或热性、能发汗散寒的食物，除了我们熟知的葱、蒜等外，香菜也是一道营养又好吃的立春菜。

香菜的食疗功效：辛温健脾

香菜因其茎叶中含有一种特殊的芳香味，所以民间俗称香菜，又名芫荽、盐荽、胡荽、满天星等。许慎在《说文解字》中讲，"芫"字为"鱼毒也"，"荽"字为"香口也"。因此香菜还可放在鱼和肉中调味，有去毒作用。

中医认为，香菜性温味甘，能健胃消食，发汗透疹，利尿通便，祛风解毒，可用于麻疹初期不易透发、食滞胃痛等病证。而营养学认为，香菜营养丰富，内含维生素C、胡萝卜素、维生素B_1、维生素B_2等；同时还含有丰富的矿物质，如钙、铁、磷、镁等；香菜内还含有苹果酸钾等。香菜中含的维生素C的量比普通蔬菜高得多。

香菜之所以香（能散发出刺激气味，也有一些人不能接受这种味道），获得香菜的美名，主要是因为它含有挥发油和挥发性香味物质——芫荽油，其可解毒透疹、疏散风寒，促进人体周身血液循环，故常用作发疹的药物。若小孩出疹，可用香菜做成香菜酒擦皮肤或水煎香菜趁热熏鼻，可以加速疹痘发出。但要注意，如已长疹痘的朋友应停止使用香菜。

选购香菜的技巧

香菜主要是作为配菜使用，与很多原料搭配在一起非常提味。若是拿来做配菜，可选具有绿色的细叶、外形美观的香菜。假如是凉拌，也建议选根细一点的香菜。

假如是想做主菜炒，建议选择具有浓绿色泽的叶子，并且叶子以卷曲的为好。因为叶子卷曲的愈多，香味也就越浓烈。凡叶子有黄斑，茎较粗的都是次品，味道不好。

哪些人不宜吃香菜

因香菜味辛能散，多食或久食，会耗气、损精神，进而引发或加重气虚。对于那些平素自汗、乏力、倦怠及易患感冒的气虚的朋友，更应少食香菜。产后、病后初愈的患者也常常存在着不同程度的气虚，此时，也应和香菜暂时保持距离。

此外，香菜还具有温热、发疮的作用，故狐臭、口臭、胃溃疡、脚气、疮疡患者均不宜食用，否则会加重病情。香菜一般是作为调料，但不可多食。

养生食谱

香菜因其含有一种特殊香气，可以调味、去腥臭、增进食欲。做汤加上香菜可增加汤的清香；烹制肉类时加些香菜，可去腥膻而美味。香菜既可凉拌，又可炒制、做汤、火锅等，还常用于菜肴的装饰，因此越来越受到大家的欢迎。

食谱一 凉拌香菜牛肉

食材： 牛肉1块，香菜10根左右，蒜仁、干红辣椒、花椒、八角、食盐、食用油、生抽、蚝油、辣椒油、香油各适量。

做法：

1.牛肉洗净，放入锅中，加入干红辣椒、花椒、八角、食盐，倒清水没过牛肉，用大火烧开，5分钟后除去水面上的浮沫，调成小火煮20分钟，用水的余温将牛肉彻底焖透；

2.把香菜洗净，切成段，蒜仁拍碎成末；

3.把煮熟的牛肉捞起切成薄片，香菜切成碎末备用；

4.把牛肉、香菜末、蒜仁末混合到碗中，加入生抽、蚝油、辣椒油、香油等调料，拌匀，静置5分钟，倒入锅中，小火拌一拌，出锅即食。

营养点评： 牛肉是健脾补气的好食材，配上能发汗散寒的香菜，经过凉拌混合，不仅美味，还能健脾散寒。

食谱二　香菜水饺

食材： 香菜1把，猪肉500克，鸡蛋2个，饺子皮、老抽、生粉、食用油、食盐各适量。

做法：

1.猪肉切碎，香菜择洗干净切细；

2.备大碗一个，放入肉泥、鸡蛋、适量的生粉、食盐、老抽，加入切好的香菜、食用油，搅拌均匀；

3.用饺子皮包好成饺子；

4.锅内烧开水，放入饺子，冷水分2次倒入，待饺子浮起来即可出锅。

营养点评： 猪肉有补肾滋阴、养血润燥、益气的功效，配上香菜做饺子馅，吃起来很爽口。

食谱三　香菜豆腐羹

食材： 香菜200克，豆腐1~2块，鸡蛋1个，淀粉、食盐、香油各适量。

做法：

1.将豆腐剁碎，香菜洗净切成末，鸡蛋打散，姜切成姜末，淀粉加水调成汁；

2.锅烧开水，放入豆腐、姜末，再放入鸡蛋，水烧开后放入香菜末、食盐，搅拌煮一会再倒入调好的淀粉汁；

3.边煮边搅拌，直到羹有些稠，再淋上少许的香油即可出锅。

营养点评： 祛风解毒、芳香健胃的香菜，加上有助祛湿疹的豆腐，两者搭配起来，成为春天里很应时的一道菜，可清热祛湿、发表透疹、健胃。

☙ 菠菜　舒缓肝郁 ☙

春天不宜太过疲劳，过劳一族容易肝气偏弱，应多吃养肝的食物，中医有"青色入肝经"一说，绿色食物能有益肝气循环、代谢，还能消除疲劳、舒缓肝郁，多吃些深色或绿色的食物能起到养肝护肝的作用。这时不妨多吃些绿色的水果和蔬菜，比如菠菜。

菠菜的食疗功效：舒缓肝郁

菠菜，又名菠棱、赤根菜、波斯草、鹦鹉菜，是一年四季都有的蔬菜，但以春季为佳，其根红叶绿，鲜嫩异常，尤为可口。中医认为，菠菜味甘性凉，入肠、胃经，可清热除烦，润燥通便，生津止渴，养血滋阴，对春季里常因肝阴不足引起的高血压、头痛目眩、糖尿病和贫血等都有较好的治疗作用。

初春时节，口角炎、夜盲症等维生素缺乏症发生较为常见，菠菜中丰富的B族维生素含量可起到预防作用。

这时吃菠菜还有一些好处，如通肠导便、防治压疮，因为菠菜里面含有大量的植物粗纤维，能促进肠道蠕动的作用，利于排便；促进生长发育，增强抗病能力；菠菜中的"类黄酮"物质可防治老年人眼睛的黄斑变性，从而可延缓老年人黄斑的退行性变与老化而导致眼盲症或视力减退。

因此，菠菜是春天里的一种绝佳的养生蔬菜。

选购菠菜的技巧

菠菜分为圆叶和尖叶，哪种菠菜营养更丰富，口感更好呢？挑选菠菜以菜梗红短，叶子新鲜有弹性的为佳。好的菠菜具有以下特质：叶子厚，伸张得很好，且叶面宽，叶柄短。如叶部有变色现象，要予以摘除。

哪些人不宜吃菠菜

菠菜所含草酸与钙盐能结合成草酸钙结晶，使肾炎患者的尿色混浊、管型及盐类结晶增多，故肾炎和肾结石者不宜食。

养生食谱

春季的菠菜比较短嫩，适合凉拌；而秋季的菠菜比较粗大，适合炒着吃，或者做汤。

食谱一 菠菜猪肝汤肉

食材：猪肝200克，菠菜250克，淀粉、麻油、精盐、酱油、味精各适量。

做法：

1. 将猪肝洗净切薄片，放入清水中，滴入几滴白醋浸泡1小时待用；
2. 将菠菜洗净切成段，根部剖成四开；
3. 将锅放在大火上，加水一大碗，等水开；
4. 把泡好的猪肝沥干，一片片分开下锅，加入少许酱油、精盐；
5. 等锅中汤开时，再加入菠菜（先放梗子后放叶子），等到再一次煮开时，加上适量味精、麻油即成。

营养点评：猪肝能明目养肝这个疗效除了被中医认可外，也被西医认可。因猪肝含有丰富的铁、磷，它是造血不可缺少的原料，猪肝中富含蛋白质、卵磷脂和微量元素，有利于儿童的智力发育和身体发育。猪肝中还含有丰富的维生素A，常吃猪肝，可逐渐消除眼科病症。

值得注意的是，因猪肝中胆固醇的含量较高，血压高、胆固醇高、冠心病患者要忌吃。

食谱二 姜汁菠菜

食材：菠菜250克，醋、姜、生抽、麻油、花生酱、白糖各适量。

做法：

1. 菠菜洗净后，放入开水锅里氽烫，然后捞出晾干水分；
2. 生姜切成末备用；
3. 花生酱先用水慢慢稀释，再加入其他调料调成味汁，最后将所有的材料和调料拌匀即可。

营养点评：初春时节，气温还较为寒冷，可以食用生姜来驱寒。另外，菠菜红色的根部又有补血功效，女人一定要多吃。假如怕上火，可以生姜连皮吃，这样不易上火。

食谱三　果仁菠菜

食材：花生20颗，菠菜、胡椒面、食盐、白砂糖、陈醋、香油、芝麻各适量。

做法：

1. 花生剥壳，用锅炒花生至香，菠菜洗净，用开水焯一下后用凉水冲凉；

2. 加入食盐、白砂糖、陈醋、香油、芝麻、胡椒面拌匀，放入花生装盘即可。

营养点评：花生补脾益气、润肺化痰，假若是初春时节肺有痰的朋友，可以试试这道菜，既养肝又润肺。

鸡肝　补血养肝

春季养肝明目，可以"以脏补脏"，在这些动物肝脏里，又是鸡肝为先。鸡肝味甘而温，补血养肝，为食补养肝之佳品，较其他动物肝脏补肝的作用更强，且可温胃，增进食欲。

鸡肝的食疗功效：补血养肝

鸡肝是雉科动物家鸡的肝脏，鸡杂之一。中医认为，鸡肝性味甘苦、微温、咸、无毒，归肝、入肾经；鸡肝含有蛋白质、脂肪、糖类、灰分、钙、磷、铁、维生素A、维生素B、烟酸、维生素C、胆碱等。

鸡肝补血养肝，为食补养肝之佳品，较其他动物肝脏的作用更强，并且还可温胃。和猪肝相比，猪肝的蛋白质、维生素C、锌、镁、钾、铁、铜等元素均比鸡肝要高，尤其是磷元素，远远高于鸡肝。此外，猪肝还富含多种氨基酸。但是鸡肝的钙、钠、硒、碘、维生素E等要比猪肝高，而维生素A的含量是大大高于猪肝的，吃了对视力好。

选购鸡肝的技巧

购买好的鸡肝可遵循以下三步骤：① 闻气味：新鲜的鸡肝有扑鼻的肉香，变质的会有腥臭等异味；②看外形：新鲜的鸡肝是充满弹性，陈的是失去水分后边角干燥；③看颜色：健康的熟鸡肝有淡红色、土黄色、灰色，都属于正常；黑色要么不是新鲜的或者是酱淹的；鲜红色是加了色素吸引顾客的，颜色越本色越放心。

哪些人不宜吃鸡肝

因鸡肝含大量胆固醇，一般人群不宜食用过多，高胆固醇血症、肝病、高血压和冠心病患者应少食。

养生食谱

鸡肝宜卤、炸，如卤鸡肝、炸鸡肝。当然做成粥就更加营养。

食谱一　鸡肝粟米粥

食材：鸡肝2个，粟米（小米）50克，食盐、水各适量。
做法：
1.将鸡肝洗净切碎，放在沸水中飞水后捞出；
2.将粟米（小米）淘洗干净，将鸡肝一起一同放入锅中共煮；
3.熬1小时左右至粥熟，放食盐调味即可。

营养点评：此粥益肝明目、滋阴养血，每天1次，连服1周，对视力不佳或视力减退者常服有益。

食谱二　枸杞叶鸡肝汤

食材：枸杞菜200克，鸡肝2副，生姜3片，食盐、料酒各适量。
做法：
1.鸡肝洗净切片，用清水浸泡30分钟，滤干水分，用生抽、料酒和适量食盐拌匀腌好，洗净枸杞菜，摘下叶子，菜梗留用；
2.将清水倒入瓦煲煮沸，放姜片和枸杞梗，煮20分钟，出味后捞起枸杞梗丢弃；
3.在汤里放入枸杞叶和鸡肝，滚5分钟，加食盐调味即可食用。

營养点评：春天多吃枸杞叶能收到补肝气、益精明目的良好效果，此汤可养肝明目、清凉散热、补血益精。

食谱三 酱鸡肝

食材：鸡肝250克，老抽、八角、葱段、姜片、白砂糖、食盐、蒜粒、麻油各适量。

做法：

1. 八角洗净，葱切段，姜切片，蒜粒拍碎；

2. 鸡肝用清水加白醋浸泡2～3小时，去毒，把鸡肝捞出，用清水冲洗两遍，放入锅中，加入30克的白醋，用旺火烧开；

3. 转小火，加入八角、葱段、姜片、白砂糖、少量老抽，改微火煮半小时；

4. 加入蒜仁，继续加热10分钟收汁，关火加食盐，加入麻油即食。

營养点评：酱好的鸡肝味道很香，肉质细嫩，口感沙、酥，但切记不可吃得过多，一个星期吃一次即可。

雨水：防上火 护肝脾

雨水，表示两层意思，一是天气回暖，降水量逐渐增多了；二是在降水形式上，雪渐少了，雨渐多了。每年2月18日前后为雨水节气。此时太阳到达黄经330度，为交"雨水"节气。雨水季节，天气变化不定，是全年寒潮过程出现最多的时节之一。

倒春寒 皮肤干燥 易上火

暖冬过后要提防春寒病的发生。"雨水"节气降水增多，天气变化不定，冷空气活动仍十分频繁，俗话说的"倒春寒"现象仍经常发生。暖冬气候使得大地水分蒸发快，空气变得异常干燥，容易使人出现口干舌燥、嗓子疼、流鼻血、眼发涩、皮肤干燥和发痒等症状。干燥的气候还会大大削弱人体上呼吸道的防御功能，从而诱发各种呼吸道疾病，如流行性感冒、肺炎、哮喘等。

雨水之后空气中水分增加，导致气温不仅偏低，而且寒中有湿，这种湿寒的气候对人体内脏和关节有一定的影响。因此，应该注意身体的保健，避免在这个时候招病。

饮食十字诀：多喝粥汤、护肝脾、防上火

雨水时节空气湿润，又不燥热，正是养生的好时机。

雨水节气到来后，降雨量开始增多，天气进一步转暖，人体的肝阳、肝火、肝风也会随着阳气生发而继续上升，如果此时不能实时对肝气进行疏泄条达，便会影响脾胃的健康。这也是为何我们春天喜欢发脾气的原因，也就可以理解忧郁症为什么容易在春季发作。此时，养生要根据春季阳气生发的特点，多吃些玫瑰花等疏肝解郁的食物。

雨水时节要保护脾胃健康，少吃酸味，多吃甜味，以养脾脏之气，可食南瓜、玉米、韭菜、香椿、百合、茼蒿、山药、芋头、藕、萝卜、甘蔗等，同时少吃生冷黏杂食物，以防伤及脾胃。

气候干燥，不少人会出现口干舌燥、口腔溃疡、牙龈红肿、皮肤干燥的症状，俗称"上火"了。此节气时北方食疗以小米等熬粥为好，而南方的食疗多以绿色蔬菜如豆苗做汤为好；气温湿冷时以炖汤养脾胃。

"上火"期间应少吃或不吃辛辣的食物，不喝烈酒，多鱼少肉，特别是要少吃牛、羊肉以及火锅等。此外，还要做到生活有规律，注意劳逸结合，适当休息，切忌连续工作和熬夜。

推荐食材

南瓜　健脾养胃　补血

春天最重要的就是养脾。因为肝和脾关系密切，当我们肝气太旺，就会伤到脾。而我们脾很弱时，肝就会出问题。所以脾胃养好的好处有很多，比如吸收会很好，有利于人体在春天的新陈代谢，因此这个时候我们不仅不会胖，而且因我们吸收的都是有营养的食物，加上身体新陈代谢加快，就会把体内的垃圾清理掉，这样有瘦身的作用，可以试试健脾瘦身的南瓜。

南瓜的食疗功效：可健脾养胃、补血

中医认为南瓜性温，味甘，无毒，入脾、胃二经。能润肺益气，化痰，驱虫解毒，治咳止喘，有利尿、美容等作用。

南瓜能够保护胃黏膜，治疗胃溃疡，帮助消化。南瓜所含果胶还可以保护胃肠道黏膜，免受粗糙食品的刺激，促进溃疡面愈合，适宜于胃病患者。南瓜所含成分能促进胆汁分泌，加强胃肠蠕动，帮助食物消化。

南瓜含有蛋白质、胡萝卜素、维生素，还含有钴、锌和铁元素。钴可是构成血液中红细胞的重要成分之一；锌直接影响成熟红细胞的功能；铁则是制造血红蛋白的基本微量元素，这些都是补血的好原料。南瓜中含有丰富的维生素 B_{12}，而人体缺乏维生素 B_{12} 会引起恶性贫血，这时吃些南瓜是最好的"补血"方式了。

选购南瓜的技巧

南瓜的品种有很多，就拿中国南瓜来说，就分为蜜本南瓜、黄狼南瓜、大磨盘南瓜、小磨盘南瓜、牛腿南瓜、蛇南瓜等。我们在挑选南瓜时，要选外形完整、最好是瓜梗蒂连着瓜身的，表面有损伤、虫害或斑点的不宜选购；用手掐一下南瓜皮，如果表皮坚硬不留痕迹，说明南瓜老熟，这样的南瓜较甜；表面带有白霜、棱越深，瓜瓣儿越鼓的南瓜说明南瓜面又甜；南瓜切开后，金黄色越深的那种南瓜越老越好，相反颜色越淡越浅的说明越嫩。

除了南瓜，南瓜籽也好处多多。南瓜籽富含纤维、铁、锰、镁、ω－3、ω－6、磷、植物甾醇、钾、蛋白质和锌，可以在各种菜肴中加入南瓜籽，如把磨碎的南瓜籽加在谷类食物或粥中、撒些在烧好的蔬菜上等。

哪些人不宜吃南瓜

南瓜中所含有的南瓜多糖对控制血糖有良好的效果，但南瓜中还含有大量的糖类物质，若进食过多会使餐后血糖迅速升高。因此，糖尿病患者最好是把南瓜当菜吃一点，而不要随意大量进食。

此外，一般的人也不要吃太多南瓜，因为摄入过多β－胡萝卜素时，容易患上胡萝卜素黄皮症，使皮肤看上去黄黄的不健康。每天的食用量不要超过一顿主食的量。

■养生食谱

　　烹饪时许多人将南瓜瓤丢掉，其实这是一个错误的决定，这些被丢弃的南瓜瓤实际上比南瓜果肉所含的β－胡萝卜素多出5倍以上。南瓜皮也应保留，假如觉得皮很硬不能下咽，可以稍微削去一部分，留薄薄一层皮烹饪。

食谱一　南瓜陈皮排骨汤

食材：猪排骨（大排）100克，南瓜200克，陈皮5克，调料适量。

做法：

1. 将猪排骨洗净后斩断，放在锅中飞水捞起待用；

2. 将南瓜洗净切大片（不要去掉瓤肉），将陈皮浸软洗净；

3. 将猪排骨和南瓜片放入汤锅内，加入适量清水，用大火将汤烧开后改用小火煮至汤浓，以食盐调味即可。

　　营养点评：此汤养胃补血，适合胃溃疡、贫血者。

食谱二　南瓜豆浆

食材：南瓜1段，黄豆1把。

做法：

1. 将黄豆用清水浸泡10分钟；

2. 南瓜去皮切小块，倒入豆浆机加入所需的清水；

3. 再加入泡好的黄豆；

4. 使其搅拌，并煮沸；

5. 过滤后即可。

　　营养点评：南瓜本身有甜味，无需加糖。南瓜的营养价值很高，可降血脂，助消化，提高机体的免疫力。南瓜和豆浆的植物纤维结合，可很好的帮助消化，降低胆固醇，此为去油脂的减肥佳品。

食谱三　玉米南瓜羹

食材：南瓜1／3个，玉米粉、糯米粉、冰糖各适量。

做法：

1. 将去皮切块的南瓜放入沸水中隔水蒸8~10分钟，然后将煮烂的南瓜压成面糊状；

2. 锅内加凉水，玉米粉、糯米粉放入后搅拌均匀，然后点火开煮，加冰糖，适时搅拌防止黏锅底；

3. 开锅将南瓜放入，继续搅拌至开锅，再煮2~4分钟即可起锅。

营养点评：脾胃居中焦，为人体的后天之本，南瓜具有温中健脾的作用。玉米也有调中开胃、降浊利尿等功效，两者搭配可健脾开胃。

小米　健脾养肾　助眠

雨水之后空气中水分增加，导致气温不仅偏低，而且寒中有湿。这种湿寒的气候对人体内脏和关节有一定的影响，此时可以煮一些粥汤来温补身体，比如有"五谷之首"之称的小米。

小米的食疗功效：可健脾养肾、助眠

小米又名粟米，它清香甘甜，色金黄酥糯，在北方食用较多。小米乃五谷之首，既养先天之本脾胃，又养后天之本肾脏，是养生保健的佳品。

中医认为小米有和胃温中的作用，米味甘、咸，有清热解渴、健胃除湿、和胃安眠等功效，内热者及脾胃虚弱者更适合食用它。有的人胃口不好，吃了小米后能开胃又能养胃，具有健胃消食、防止反胃、呕吐的功效。

小米含有多种维生素、氨基酸、脂肪和糖类，营养价值较高。因同等质量的小米中含铁量比大米高一倍，其含铁量高，所以对于产妇产后滋阴养血大有功效，可以使产妇虚寒的体质得到调养，适合孕产妇食用。

而且小米是不可多得的助眠食物，它富含色氨酸，通过代谢能够生成抑制中枢神经兴奋度，使人产生一定困倦感的5－羟色胺，5－羟色胺还可以转化生成具有镇静和诱发睡眠作用的褪黑素。

选购小米的技巧

挑选小米可从以下3个方面来看：好的小米看起来颜色均匀，呈乳白色、黄色或金黄色，有光泽，很少有碎米，无虫，无杂质；闻起来具有清香味，无其他异味；尝起来味佳，微甜，无任何异味。严重变质的小米，手捻易成粉状，碎米多，闻起来微有霉变味、酸臭味、腐败味或其他不正常的气味。

如何判断小米是否染色？取少量小米放于软白纸上，用嘴哈气使其润湿，然后用纸捻搓小米数次，观察纸上是否有轻微的黄色，如有黄色，说明此小米中染有黄色素。另外，也可将少量样品加水润湿，观察水的颜色变化，如有轻微的黄色，说明掺有黄色素。

哪些人不宜吃小米

小米的蛋白质营养价值没有大米高，因此不论是孕产妇，还是老弱人群，都不能完全以小米为主食，应合理搭配.避免缺乏其他营养。

养生食谱

小米可用来煎汤、煮粥、蒸饭。

食谱一　小米豆浆蜂蜜粥

食材：小米200克，新鲜豆浆400毫升，蜂蜜适量。

做法：

1.小米洗净，放砂锅中，加水适量，大伙熬煮，煮沸后转小火；

2.放入豆浆、蜂蜜，搅拌，1小时左右后待米变成粥即可食用。

营养点评：小米含有较多的蛋白质、脂肪、钙、铁、B族维生素等营养成分，被称为健脑主食，而大豆含有丰富的优质蛋白和不饱和脂肪酸，它们是脑细胞生长和修补的基本成分。大豆含有卵磷脂、铁和维生素等，适当摄取可增强记忆力。把两者搭配起来，是一道健脑的好食品。

食谱二　小米核桃枸杞粥

食材：小米200克，核桃仁、松仁各50克，枸杞15克。

做法：

1. 小米淘洗干净，放入清水锅中烧开，用小火煮至微熟；
2. 加入核桃仁、松仁搅匀，小火煮至熟烂；
3. 最后放枸杞搅匀，煮至粥汁稠浓，即成。

营养点评：小米健脾养神，枸杞养肝，核桃仁和松仁又是坚果类食物的代表，四者联合煮粥营养美味。

食谱三　小米红糖粥

食材：小米100克，红糖10克。

做法：

1. 将小米淘洗干净，放入锅内加水，旺火烧开后，转小火煮至粥黏稠；
2. 食用时，加入适量红糖搅匀，再煮开，盛入碗内即成。

营养点评：小米营养丰富，所含蛋白质、脂肪、铁、维生素B1、维生素B2及其他微量元素均比大米多。红糖含铁量很高，适用于失血较多的产妇，尤其适用于剖宫产排气后的前几天食用。

豆苗　清热　消水肿

春天是豌豆生长的最佳时节，有些人这个时候因天气、火锅吃得较多等原因上火，可以吃一些豌豆苗。

豆苗的食疗功效：清热、消水肿

豆苗，俗称豌豆藤，是豌豆萌发出2～4个子叶时的幼苗。豆苗作为食品，早在李时珍的《本草纲目》中就有记载："豌豆种出西湖，今北土甚多，九月下种，苗生柔弱如蔓，有须，叶似蒺藜叶，两两相对，嫩时可食。"

　　豆苗的营养价值与豌豆大致相同。在豌豆荚和豆苗的嫩叶中富含维生素C和能分解体内亚硝胺的酶，具有抗癌防癌的作用。豆苗所含的止杈酸、赤霉素和植物凝素等物质，具有抗菌消炎、增强新陈代谢的功能。豆苗中还含有较为丰富的纤维素，可以防止便秘，有清肠的作用。

　　豆苗色泽青绿，具有特殊的气味，是营养十分丰富的绿色蔬菜，也是一道可口的美容佳品。它的胡萝卜素含量比菠菜、韭菜、油菜等蔬菜的含量还要高，可与胡萝卜媲美。

　　中医认为，豆苗性凉、微寒，对因多吃煎炒热气食物及烟酒过度而引致口腔发炎、牙龈红肿、口气难闻、大便燥结、小便金黄等情况都有一定的改善作用。因此春天吃可清热祛火，还有助于使皮肤光滑柔软。另外，豆苗还有利于消除水肿。

选购豆苗的技巧

　　豆苗是豌豆萌发出2～4个子叶时的幼苗，鲜嫩清香，豆苗贵在嫩。而豆苗可以一夜长出来，太长就会变老，老了的豆苗煮了吃就有渣，所以嫩豆苗一般长在盘子上。如果是切割下来的放置起来的豆苗，多数是别人卖不了的老豆苗，不宜选用。

　　在盘子上的豆苗，宜选叶身鲜嫩呈深绿色，呈小巧形状。因豆苗不宜保存，建议现买现食或放入已打洞的透气保鲜袋，放冰箱内作短暂储存，最多储存3天。

哪些人不宜吃豆苗

　　豆苗一般人都能食用，但一些有过敏体质者要注意禁忌。

养生食谱

　　食用豆苗最简单的可用蒜蓉炒，青绿可口、香味四溢，而且是比较"正气"的菜，不寒不热、不饱不胀，尤其适合老人和小孩食用，营养容易被人体吸收，更可帮助肠胃消化。遇到上火的症状或气温较热，则将豆苗滚汤是比较好的食用方法。

食谱一　豆苗蘑菇汤

食材： 豆苗200克，口蘑、金针菇各100克，香油、食盐、姜各适量。

做法：

1. 在事先炖好的鸡汤或高汤（白水亦可）中放两片姜，加入口蘑；

2. 水开后，加入金针菇，煮3分钟，再放入豆苗，加少许食盐，注意不要盖盖子，水再开后关火，点入香油出锅即可。

营养点评： 金针菇有抵抗疲劳，抗菌消炎、清除重金属盐类物质、抗肿瘤的作用，和豆苗搭配做汤能解除春困。需要注意的是，脾胃虚寒者金针菇不宜吃得太多。

食谱二　豆苗炒虾仁

食材： 虾仁200克，豆苗100克，鸡蛋清1个，食盐、胡椒粉、生粉、食用油各适量。

做法：

1. 虾仁抽去肠泥，用食盐抓洗，洗净、拭干水分，腌上少许蛋清、胡椒粉、生粉；

2. 起油锅，油烧至七成热，放虾仁快速过油，取出沥干。另起锅放油，高温急炒豆苗，加食盐调味后盛出，置于盘内，再将虾仁放在上面即可。

营养点评： 虾仁含蛋白质丰富，还含有丰富的钾、碘、镁、磷等矿物质及维生素A、氨茶碱等成分，配上豆苗，营养丰富。

食谱三：上汤豆苗

食材： 豌豆苗200克，香油1匙，辣酱油、白糖、食盐各适量，味精少许。

做法：

1. 选用新鲜豌豆嫩苗，清洗干净，放入沸水中烫熟后，即捞出，放入凉水中漂凉、捞出、沥水，切成短段（或不切），放盘中，撒上食盐，拌匀。

2.将辣酱油、香油、白糖放入小碗内调匀成汁，撒在腌好的豌豆上即食。

营养点评： 因豆苗草酸含量很低，所以尤其适合缺钙、缺铁、缺锌等老人、孩子、孕产妇等矿物质容易缺乏的人群。

玫瑰花　疏肝解郁

雨水时节，人体的肝阳、肝火、肝风会随着春季的阳气升发而上升，如果此时不能实时对肝气进行疏泄条达，便会影响脾胃的健康。这也是为何我们春天喜欢发脾气的原因，也就可以理解忧郁症为什么容易在春季发作。这时可以试一试疏肝解郁的玫瑰花。

玫瑰花的食疗功效：疏肝解郁

不要以为玫瑰花仅仅是爱情的象征，其实玫瑰花的药用价值有很多。玫瑰花在《本草正义》被称为"香气最浓，清而不浊，和而不猛，柔肝醒胃，流气活血"。玫瑰花主要药用部分是花和根。

中医认为，玫瑰花味甘、微苦，性温，最明显的功效就是理气解郁、活血散瘀和调经止痛。此外，玫瑰花的药性非常温和，能够温养人的心肝血脉，舒发体内郁气，起到镇静、安抚、抗抑郁的功效。女性在月经前或月经期间常会有些情绪上的烦躁，喝点玫瑰花茶可以起到调节作用。

玫瑰花鲜花含挥发油（玫瑰油）约0.03%，主要成分有香茅醇、橙花醇、丁香油酚、苯乙醇等。

选购玫瑰花的技巧

市面上卖的干玫瑰花中，有相当一部分是加了硫黄的，主要原因是为了能长时间放置，花的颜色不褪变。一般来讲以颜色自然为准：含硫黄的玫瑰花茶色泽鲜艳，无硫黄花茶颜色自然；含硫黄玫瑰花茶味道平淡，无硫黄花茶醇香自然。

如果泡出蓝色或红色的茶水，估计含有不明物质，正常的玫瑰花茶茶水是淡黄色或黄色。记住，在挑选干玫瑰花时要注意，过于鲜艳漂亮的反而有害。

哪些人不宜吃玫瑰花

玫瑰花具有行气解郁、和血、止痛、舒缓情绪的功效，对女性非常适宜，但气虚较重的女性还是应慎用、少喝，以防加重气虚症状。气虚体质表现为少气懒言、全身疲倦乏力、声音低沉、动则气短、易出汗，头晕心悸、面色萎黄、食欲不振等。

另外，由于玫瑰花活血散瘀的作用比较强，月经量过多的人在经期最好不要饮用。

养生食谱

玫瑰花可泡茶、做沙拉，还可做入酒或做成花酱。在泡茶时最好不要与茶叶泡在一起喝，因为茶叶中有大量鞣酸，会影响玫瑰花疏肝解郁的功效。

食谱一　玫瑰沙拉

食材： 鲜玫瑰花1朵，鸡蛋1只，红腰豆1匙，青豆1匙，玉米1匙，生菜叶若干，沙律酱、白醋、食盐各适量。

做法：

1. 新鲜玫瑰花扯下花瓣，洗净备用；
2. 生菜洗净，鸡蛋煮熟，去壳后切成薄片，入冰箱冷藏；
3. 红腰豆、青豆、玉米放入开水锅中煮开，熟后捞出沥干水分，入冰箱冷藏（煮时加少许食盐，以入味）；
4. 新鲜生菜铺于盘底，将玫瑰花花瓣、鸡蛋片、红腰豆、青豆、玉米摆放上面；
5. 将白醋和食盐加入沙律酱中拌匀，淋在盘上即可。

营养点评： 此沙拉可疏肝解郁，常吃有助于防治黄褐斑。

食谱二　玫瑰露酒

食材：鲜玫瑰花350克，白酒1500毫升（相当于1：4的比例）。

做法：

1. 将玫瑰花泡在酒中，浸泡1个月；

2. 注意用瓷坛或玻璃瓶储存，也不可加热，等有玫瑰花的香味时可饮用。

营养点评：乳腺增生之类的疾病，都可以用"酿酒"的方式进行防治，而用有"调中活血，舒郁结，辟秽，和肝"作用的玫瑰花酿酒，是治疗乳腺疾病非常好的一种方法。

食谱三　玫瑰奶茶

食材：红茶5克，干玫瑰花5～6朵，鲜牛奶或奶粉、蜂蜜各适量。

做法：

1. 将红茶用开水煮开，最好是煮，而不是开水冲泡，把红茶的香味和颜色都煮出来，过滤掉茶叶，剩下沸腾的红茶水；

2. 把干玫瑰花放入杯中，倒入过滤后的红茶水，静置2分钟；

3. 等玫瑰花泡开后，加适量蜂蜜，倒入适量鲜牛奶或奶粉，搅拌均匀即可饮用。

营养点评：干玫瑰花理气解郁、活血散瘀、调经止痛，牛奶生津止渴、滋润肠道、清热通便、补虚健脾，红茶助胃肠消化、促食欲，消除水肿，强壮心肌功能，能起到安抚、稳定情绪的作用。

惊蛰：宜清淡　增免疫　防传染

　　"惊蛰"的意思是天气回暖，春雷始鸣，惊醒蛰伏于地下冬眠的昆虫。蛰是藏的意思。"春雷响，万物长"，惊蛰时节正是大好的"九九"艳阳天，气温回升，雨水增多。大部分地区惊蛰节气平均气温一般为12℃～14℃，较雨水节气升高3℃以上，是全年气温回升最快的节气。

阳气生发　易感冒　防寒保暖

惊蛰时节阳气生发，但与此同时，这个时节也是感冒、流行性感冒、肝炎、风疹等病毒传播的时节。另外，在这个时候，也是人体内部阳气特别容易"受伤"的时候，一旦伤及，很容易导致胃疼、腹泻等疾病，细菌、病毒也在这个时候活跃，容易导致病毒传播。因此，在这个时节，更应该注意保暖，预防感冒，注意增强自身免疫力。另惊蛰时节由于阳气生发，更加要忌讳经络关节受寒，俗话说的"春捂秋冻"就是在这个时候捂，膝关节和足部尤其需要注意保暖。

惊蛰是养生的好时节，从中医角度来讲，人体的饮食起居应该顺肝之性，助益脾气，令五脏平和。

饮食九字诀宜清淡：增免疫、防传染

惊蛰后的天气明显变暖，不但各种动物开始活动，微生物（包括能引起疾病的细菌、病毒）也开始生长繁殖，所以人们需要进行饮食调养，增强体质以抵御病菌或病毒的侵袭。

惊蛰节气是传染病多发的日子，要预防季节性的传染病的发生，应多吃清淡食物，如糯米、芝麻、蜂蜜、乳品、豆腐、鱼、蔬菜、甘蔗等。

维生素对人体的生理功能有着重要的作用，特别是多摄入维生素C能够明显提高人体的抗病能力，因此可以有选择地多摄入维生素C含量丰富的食物。如萝卜、辣椒、甘蓝、香菜、山楂、刺梨等都是非常不错的选择。

惊蛰的饮食原则是保阴潜阳，可以适当选用一些补品，以提高人体的免疫功能。一般应选服具有调血补气、健脾补肾、养肺补脑的补品，比如鹌鹑汤、枸杞银耳羹、荸荠萝卜汁等。或食用一些蟹肉、银耳、雄鸭、冬虫夏草等，但燥烈辛辣之品应少吃。

推荐食材

豌豆　健脾　通便　防癌

春天豌豆又嫩又鲜，营养丰富味道鲜美。豌豆有益脾胃、生津止渴、利小便的功效，主治脾虚气弱、呕吐及腹泻。豌豆中的蛋白质含量丰富，胡萝卜素、粗纤维含量也不低，还富含维生素A，有护眼的食疗功效。

豌豆的食疗功效：可健脾、通便、防癌

中医认为，豌豆味甘、性平，归脾、胃二经；具有益中气、止泻、利小便之功效；主治脚气、痈肿、乳汁不通、脾胃不适、呃逆呕吐、心腹胀痛等病症。

在豌豆荚和豆苗的嫩叶中富含维生素C和能分解体内亚硝胺的酶，可以分解亚硝胺，具有抗癌防癌的作用。豌豆与一般蔬菜有所不同，所含的止杈酸、赤霉素和植物凝素等物质，具有抗菌消炎，增强新陈代谢的功能。在荷兰豆和豆苗中含有较为丰富的膳食纤维，可以防止便秘，有清肠作用。

选购豌豆的技巧

荚果扁圆形表示正值最佳的商品成熟度。荚果正圆形表示已经过老，筋（背线）凹陷也表示过老；手握一把时咔嚓作响表示新鲜程度高。豌豆上市的早期要买饱满的，后期要买偏嫩的。

哪些人不宜吃豌豆

一般人都可以吃豌豆，但豌豆粒多吃会发生腹胀，故不宜长期大量食用。

养生食谱

餐厅里一道汤菜很受欢迎，那就是上汤豆苗，这个豆苗一般是指豌豆的苗，豌豆苗鲜嫩清香，最适宜做汤，其营养价值与豌豆大致相同，因其草酸含量很低，所以尤其适合缺钙、缺铁、缺锌等老人、孩子、孕产妇等矿物质容易缺乏的人群。

食谱一　豌豆粥

食材：豌豆50克，糯米100克，大枣适量。

做法：

1.将豌豆洗净，糯米淘洗，同放入锅中；

2.加水煮粥，不停搅拌，煮至米烂粥稠即可。

营养点评： 豌豆粥具有健脾养胃之功效，适用于脾胃虚弱所致的脘腹疼痛，大便泄泻之病症。

食谱二 豌豆炒牛肉粒

食材： 豌豆50克，牛肉500克，新鲜红尖椒2根，酱油、白砂糖、生粉、胡椒粉、食盐、料酒、花椒粉、大蒜瓣、食用油各适量。

做法：

1.先将牛肉切成丁，放入碗中加入酱油及一点白砂糖、料酒、胡椒粉、清水拌匀，再加入生粉继续拌匀；

2.烧开水，加入一小勺油及少量食盐，将洗净的豌豆倒入烫1分钟，捞出后放入冷水中浸泡至凉备用；

3.红尖辣椒切片，锅内倒油烧热，将牛肉粒中加一勺食用油拌匀后下入热油中，翻炒至牛肉粒约七成熟时盛起备用；

4.锅内的余油下入辣椒煸炒出香味时，再将大蒜瓣剁碎成茸入锅内一同煸炒出香味后，将汆烫好的豌豆和炒好的牛肉粒一同下入锅中，翻炒均匀，撒上一点花椒粉、食盐调味，趁着锅中的余温再翻炒一下盛盘即可。

营养点评： 牛肉营养健康，能迅速提升体力，豌豆富含人体所需的各种营养物质，尤其是含有优质蛋白质，可以提高机体的抗病能力和康复能力。并且其富含粗纤维，能促进大肠蠕动，保持大便能畅，起到清洁大肠的作用。

食谱三 胡萝卜丁炒豌豆

食材： 胡萝卜200克，豌豆100克，猪肉50克，食用油20克，食盐3克，姜、香葱各5克。

做法：

1.将胡萝卜洗净、去皮，切成2厘米的小丁，将豌豆洗净，将猪肉切成肉末；

2.炒锅内放油，油五成热时，放入姜、葱煸炒出香味，再放肉末与胡萝卜丁，然后放入豌豆，用旺火快炒，加食盐和味精调味，炒熟即可。

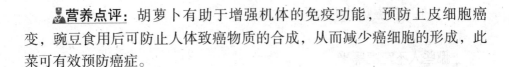

营养点评： 胡萝卜有助于增强机体的免疫功能，预防上皮细胞癌变，豌豆食用后可防止人体致癌物质的合成，从而减少癌细胞的形成，此菜可有效预防癌症。

黑米　滋阴补肾 增寿

黑米中含比大米多1~3倍的无机盐，更含有大米所缺乏的维生素C、叶绿素、花青素、胡萝卜素等成分，营养丰富，具有很好的滋补作用。因此被称为"补血米"、"长寿米"，是滋阴补肾、抗衰美容、防病强身的滋补佳品。

黑米的食疗功效：可滋阴补肾

中医认为，黑米有显著的药用价值，古农医书记载黑米有"滋阴补肾，明目活血、清肝润肠"等功效，最适于孕妇、产妇等补血之用，又称为"月米"、"补血米"。历代帝王把它作为宫廷养生珍品，称为"贡米"。

现代医学证实，黑米具有滋阴补肾、健脾暖肝、补益脾胃、益气活血，养肝明目等疗效。经常食用黑米，有利于防治头昏目眩、贫血白发、腰膝酸软、大便秘结、肾虚水肿、食欲不振、脾胃虚弱等病证。

选购黑米的技巧

遵从"看"、"闻"、"尝"的步骤。

首先是看：看黑米的色泽和外观。一般黑米有光泽，米粒大小均匀，很少有碎米，也几乎不含杂质。而劣质的黑米色泽暗淡，大小不匀，还可能有虫和结块等。如果想要鉴别是否染色黑米，只需将米粒外面皮层全部刮掉，观察米粒中心是否呈白色，若不是呈白色，则极有可能是染色黑米，请不要购买。

其次是闻：闻黑米的气味。手中取少量黑米，向黑米哈一口热气，然后立即嗅气味。优质黑米具有正常的清香味，无其他异味。微有异味或有霉变气味、酸臭味、腐败味和不正常气味的黑米则是劣质米，不应购买。

最后是尝：尝黑米的味道。可取少量黑米放入口中细嚼，或磨碎后再品尝。优质黑米味佳，微甜，无任何异味。没有味道、有异味、酸味、苦味或者其他不良滋味的为次质、劣质黑米。

▌哪些人不宜吃黑米

黑米粥若不煮烂，不仅大多数营养素不能溶出，多吃还容易引起急性肠胃炎，对消化功能较弱的孩子和老弱病者更是如此。因此，消化不良的人不要吃未煮烂的黑米；病后消化能力弱的人也不宜吃黑米，可吃些紫米来调养。

▌养生食谱

为了更多地保存营养，黑米多半在脱壳之后以"糙米"的形式直接食用，这种口感较粗的黑米最适合用来煮粥。煮粥时，为了使它较快地变软，最好预先浸泡一下，让它充分吸收水分。为了避免黑米中所含的色素在浸泡中溶于水，泡之前可用冷水轻轻淘洗，但不要揉搓；泡米用的水要与米同煮，不要丢弃，以保留其中的营养成分。

食谱一　自制黑米减肥茶

食材：黑米500克。

做法：

1. 黑米用清水洗几遍，控干水分；

2. 把洗好的黑米放入炒锅中，用大火炒5分钟，让水分充分蒸发；

3. 转小火，慢慢炒到黑米开裂，露出白色的米心，这个过程需要15～20分钟；

4. 把炒好的黑米装入密封盒保存；

5. 用1：15的黑米和开水，闷上10分钟，就是一壶好喝的黑米茶了。

营养点评：此茶有助于抗衰老、补肾、健脾、减肥。

食谱二　黑米瘦身粥

食材：黑米10克，大枣10颗，冰糖、白果、银耳、核桃仁、花生米各适量。

做法：

1. 将黑米稍加淘洗，加入5～7倍的温热水浸泡一晚；

2. 加入洗净的大枣、冰糖、白果、银耳、核桃仁、花生米，文火熬煮1小时左右，即可。

营养点评： 此粥含有白果、银耳、核桃仁、花生米等，营养价值高，是四季进补的佳品。

食谱三 "三黑"粥

食材： 黑米50克，黑豆20克，黑芝麻15克，核桃仁15克，红糖适量。

做法：

将黑米、黑豆、黑芝麻、核桃仁共同熬粥，文火熬煮1小时左右，加红糖调味即可。

营养点评： 常食能乌发润肤美容，补脑益智，还能补血。适合须发早白、头昏目眩及贫血者食用。

海蜇 清热 祛肝火

春季是养肝的季节，同时也易引起人体的肝火旺盛，进而导致心脑血管疾病及高血压病。海蜇有清热解毒、化痰软坚、降压消肿的功效，这时候吃些海蜇能够有效降肝火，预防"惊蛰"时的高血压。

海蜇的食疗功效：可清热、祛肝火

中医认为，海蜇味咸，性平，入肝、肾二经，有清热解毒、化痰软坚、降压消肿等功效，对气管炎、哮喘、高血压、胃溃疡等症状均有不错的食疗功效。

西方营养学认为，海蜇的营养丰富，脂肪含量低，蛋白质和无机盐类等含量高，还含有人们饮食中所缺的碘。此外，海蜇还有扩张血管、降血压的功效，对防治动脉粥样硬化也有一定效果。综上所述，海蜇是一道适宜春季药食同源的佳肴。

选购海蜇的技巧

选购海蜇时，首先要观察海蜇的外表颜色。优质的海蜇皮呈白色或黄色，有光泽，没有红衣、红斑和泥沙。其次是闻是否有腥臭味，凡是用盐和矾加工成的海蜇皮没有奇臭气味。再次，将海蜇皮揉开来摸摸，质地坚韧的为佳。

同样，在挑选海蜇头时，首先用两个指头把海蜇头拿起捏捏，如果容易破裂、肉质发酥就不能买了。其次是看看颜色，凡是变质的海蜇头都有腥臭味且会呈紫黑色，而正常的海蜇头应当呈红棕色，有光泽，没有异味和脓样液体。

另外需要提醒的是，由于海蜇中含有一定的毒性，因此在烹饪海蜇时应当特别注意反复冲洗、晾干，以预防食物中毒。

哪些人不宜吃海蜇

从中医角度来说，海蜇性平，没有什么特别的忌讳，但如果做凉拌海蜇丝，属生食，难消化，故不可过量。

养生食谱

海蜇皮的做法有多种，如煎汤、蒸、煮或凉拌。

食谱一　凉拌海蜇皮

食材：海蜇皮50克，酱油、醋、白糖、麻油各适量。

做法：

1. 取海蜇皮，放入清水浸泡4~8小时，再充分洗净；

2. 将海蜇皮切成细丝，用冷开水洗涤1~2次，放入碗内，加入适量的酱油、醋、白糖、麻油调味，充分拌匀，即可食用。

营养点评：此菜有助于补肾，还可养阴止咳、美颜、降血压。

食谱二　雪羹汤

食材：海蜇30克，鲜马蹄果15克。

做法：

海蜇30克，温水泡发，洗净，切碎；鲜马蹄果15克去皮。共放入锅内，加水适量，以小火烹煮1小时。1次或分次饮下。

营养点评：此菜源于《古方选注》一书，是良好的食疗方，可治疗消化不良、肠胃积滞、面黄消瘦等症，还可以辅助治疗原发性高血压等疾病。

食谱三　蹄筋海蜇煲

食材：泡发的海蜇头200克，泡发的猪蹄筋200克，黑木耳、胡萝卜片、笋片、大葱切段各1/3碗，里脊肉片1/2碗，食用油2大匙，食盐2小匙，胡椒粉适量，酱油1/2匙，淀粉1小匙。

做法：

1. 猪蹄筋、海蜇头洗净切段，入沸水汆烫捞起，再以清水冲洗，里脊肉加少量食盐、酱油和淀粉抓匀；

2. 炒锅加热后入食用油，先下葱段爆香，续下木耳、胡萝卜、笋片过油，续入猪蹄筋、海蜇头、里脊肉片拌炒，并下食盐、胡椒粉调味；

3. 盛入砂锅内，水加至淹没材料，以大火烧沸后，改小火慢炖20分钟左右，即可。

营养点评：猪蹄筋味甘、性温，入脾、肾二经，有益气补虚、温中暖中的作用；海蜇头以清暑热、化积滞见长，同时有降血压效果。

🌸 荸荠　清肺化痰　防流感 🌸

荸荠既可作为水果，也可作为蔬菜，有预防急性传染病的功效，在麻疹、流行性脑膜炎较易发生的惊蛰时节，荸荠是良好的防病食品，还有清热泻火、清肺化痰的良好功效。

荸荠的食疗功效：可清肺化痰、防流感

中医认为，荸荠性寒、凉，味甘，入肺、胃二经，有益气安中、清热止渴、开胃消食、利咽明目、化湿祛痰的功效。荸荠口感甜脆，营养丰富，含有人体所需蛋白质、脂肪、维生素和微量元素。可以生吃，也可以用来烹调，可制成淀粉，也可作为中药入药。

除此之外，荸荠还含有一种不耐热的抗菌成分荸荠英，对金黄色葡萄球菌、大肠埃希菌、铜绿假单胞菌等有抑菌作用，并能抑制流行性感冒病毒。

选购荸荠的技巧

挑选荸荠要遵循"望"、"闻"、"摸"三个步骤。

首先是"望"：荸荠的本色应该呈红黑色，而浸泡后的荸荠色泽鲜嫩。如果看到的荸荠颜色呈不正常的鲜红且分布均匀，就值得怀疑，不可购买。

其次是"闻"：正常的荸荠无任何刺激气味，如带有异味，就应注意。

最后是"摸"：在购买荸荠时，要注意观察有无变质、发软、腐败等状况，同时可通过挤荸荠的角进行选择，浸泡过的荸荠会在手上黏上黄色的液体，不可购买。

哪些人不宜吃荸荠

荸荠属于生冷食物，不适宜消化能力差的儿童，此外脾胃虚寒、大便溏泄和有血瘀者不宜食用。另外，老人多吃可能气急攻心，因此需要控制摄入量。

养生食谱

荸荠鲜甜可口，可作水果亦可作蔬菜，可制罐头，可作凉果蜜饯，它既可生食，亦可熟食。

食谱一　胡萝卜荸荠汤

食材：胡萝卜100克，荸荠200克，甘草适量，食盐、白砂糖少许。

做法：

1. 把胡萝卜、荸荠去皮洗净，胡萝卜切块，荸荠切两半，甘草洗净

备用；

　　2.把胡萝卜、荸荠、甘草放入锅中，加入适量开水，用大火煮沸，再改小火炖1小时；

　　3.加入食盐、白砂糖调味后即可饮用。

营养点评：此汤可清肺化痰，有助防流行性感冒。

食谱二　荸荠狮子头

食材：去皮荸荠5个，瘦肉馅300克，菜心50克，食盐5克，酱油20克，白砂糖15克，鸡蛋1只，生粉、高汤、香葱末、姜末、料酒、湿淀粉各适量。

做法：

　　1.将荸荠切碎拌进瘦肉馅中，加食盐、鸡蛋、料酒、湿淀粉、葱末、姜末拌匀，做成大肉丸子；

　　2.炒锅上火，倒入油，油热后放入肉丸子，煎至两面黄时倒入料酒、酱油、白砂糖、高汤。用小火焖15分钟后，将狮子头盛入用菜心垫好底的盆中，将卤汁勾芡浇于面上即可。

营养点评：狮子头酥香可口，补肾养血，滋阴润燥，加上荸荠后可增加营养、预防流行性感冒。

食谱三　馄饨汤

食材：猪肉40克，荸荠末2大匙，香葱末2小匙，蛋白1/2个，蛋皮丝、芹菜末、油酥红葱头各1大匙，高汤7杯，馄饨皮500克，食盐1/2小匙，白胡椒粉、麻油各1/8小匙。

做法：

　　1.猪肉加入荸荠末、葱末、蛋白调匀，再加上适当调料做成馅；

　　2.每张馄饨皮包入馅料，备用；

　　3.高汤煮滚后，加入白胡椒粉、食盐调味，盛入汤碗中；

　　4.将馄饨煮熟，捞至汤碗中，再加入芹菜末、蛋皮丝及油酥红葱头，并淋上麻油即可。

🧑‍🍳**营养点评**：馄饨中可按照喜好加入各种配料，营养均衡，用高汤作为面食汤，有助于消化。

春分：解春困 健脾胃 防干燥

在每年的3月21日前后，就到了春分节气。"春分"有两个特点：第一，"春分春分，昼夜平分"，这时是南北半球昼夜都一样长；第二，这时正值春季的中间，天气不冷不热，万物花红草绿，人心舒畅。

天暖易春困 天旱沙尘多

天气一热，会不会觉得浑身没力，哈欠连连？这就是春困到啦。正因为春分节气前后，天气转暖，人也变得懒洋洋，让大家忍不住哈欠连天，经常感到困倦，这就是所谓的春困，并会在此时"传染"开来。其实春困不是病，它是人体生理功能随自然季节变化而发生相应调节的一种生理现象。缓解春困，不要靠多睡来解决问题，锻炼可以大大加快大脑处理信息的反应速度，有效地防止春困。此外，解除春困可以从调理脾胃、祛湿入手。

此时，算是春季里较为干旱的短暂时节，南方地区及中部地区，在这段时节大多阳光明媚，而在北方（包括西北大部、华北北部和东北地区），易出现大风卷起的扬沙、高空飘来的浮尘，特别是近年沙尘暴的频繁出现不仅对大气造成的污染，也对人体呼吸道、皮肤、肺、眼睛等造成一定的影响。因此，在解除春困的同时，还要注意防干燥。

饮食九字诀：防春困、健脾胃、防干燥

对于春困，有多方的解释。比如建议大家多吃含钾、含锌、高蛋白的食物，还可以吃一些如薄荷叶等提神的食物来迅速提神；而中医会从五脏调理出发，建议多吃养肝、补脾的食物来消除身体的疲劳，可用山药、红枣、陈皮、党参等烹饪美食。另外，多吃一些富含维生素的时令蔬菜，保证膳食结构的平衡，这对人体维持正常功能，保持旺盛精力有积极的作用。

面对沙尘暴等干燥恶劣的天气，空气中的烟尘和污染物较多，不利于慢性支气管炎和哮喘患者的健康，在这样的空气中停留一定时间后，心脏病和肺病患者症状会显著加剧。

因此不仅要增加水、蔬果的摄入，各种各样的茶如绿茶、红茶、乌龙茶、菊花茶等也能提高机体的抗病能力，适当多食入一些含维生素A较丰富的动物肝脏、蛋类，可保护呼吸道少受粉尘的危害，另外可增加一些抗粉尘的食物，如猪血、海藻、紫菜、银耳等。

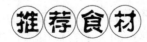

推荐食材

❀ 红枣 补脾益气 安神 ❀

针对春季困倦无力的症状，可以遵循平补、清补、食补的春补原则来进行调理。春季犯困，中医认为是因为脾虚的原因，吃些补脾益气的食物来赶走疲倦。红枣就是补脾益气补血的好食材。

▌红枣的食疗功效：可补脾益气、安神

红枣，又名干枣、美枣、大枣、良枣，中医认为，大枣味甘，性温，入脾、胃二经，有补脾益气、养血安神的功效。可主治脾胃虚弱、体倦乏力、食少便溏、血虚萎黄、消瘦或妇女脏躁、精神不安。

营养学认为，红枣含铁量丰富，而春困是因为血容量不足，因此多吃红枣补血可以有效缓解春困。

红枣果肉肥厚、色美味鲜，含有丰富的维生素及胡萝卜素等，尤其是维生素C、维生素P的含量特别多，均居百果之冠。鲜枣含糖类达20%~36%，干枣则达55%~80%；每百克鲜枣中含维生素C为300~600毫克，因而有"活维生素丸"之称。

因此老年人常吃可益寿，女性朋友常吃可养颜。

▌选购红枣的技巧

我们买的红枣，大多是干枣，即鲜枣制成的干品，在选购时要避免碰到核大肉少有虫的。挑选时要注意：好的红枣皮色紫红，颗粒大而均匀、果形短壮皱纹少、痕迹浅、皮薄核小，肉质厚而细实。如果红枣的蒂端有穿孔或黏有咖啡色或深褐色的粉末，这说明已被虫蛀了，请不要选购。

还可以用手紧捏红枣，如感到滑糯又不松泡，说明质细紧实，枣身

干、核小；若用手捏松软粗糙，湿软而黏手，说明枣潮，不耐久储，易于霉烂变质。

哪些人不宜吃红枣

很多人吃红枣习惯洗净后生吃，但红枣湿气大，生吃容易引起胃酸分泌过多，胃不好的人尤其不适合。红枣虽好，但吃多了会胀气，因此应注意控制食量。湿热重、舌苔黄的人不宜食用。

养生食谱

将红枣蒸熟或者炖汤，这样更容易消化，营养也不会流失。蒸煮的红枣也不宜多吃，每天5~6颗即可。

食谱一 红枣炖鸡

食材：红枣8~10颗，鸡肉200克，食盐适量。

做法：

1. 红枣洗净，鸡肉切块飞水待用；

2. 锅中放入红枣和鸡肉块，加清水，用大火烧开后改成小火炖1小时左右，加食盐调味即食。

营养点评：此汤可补脾益气、补血，可供2~3人食用。

食谱二 芹菜红枣汤

食材：芹菜400克，红枣12颗，生姜3片，食用油适量。

做法：

1. 将食材分别洗净；

2. 红枣去核，芹菜切小段待用；

3. 在锅内加清水200毫升，放入生姜、红枣，大火滚沸后改小火再煮10分钟；

4. 放芹菜，改大火煮至刚熟，放入食盐、食用油便可。

营养点评：芹菜味辛、微甘，性凉，有平肝安神、清热透疹之功效。该汤清甜鲜润，有疏肝利胆、健脾之功效，男女老少皆宜。

食谱三　龙眼红枣糯米粥

食材：龙眼肉15克，红枣5颗，糯米100克，白砂糖适量。

做法：

1.红枣、糯米洗净；

2.将其共同入锅先用大火烧开，再调成小火煮熬成粥，加少许白砂糖调味即食。

营养点评：该粥有益气血、安心神的作用，尤其适用于体寒、体倦等气血两虚者。因龙眼性热，热体或有湿热痰火或发热患者禁食。

淮山　健脾　补肺　降血糖

在这个春季应该吃些什么，既补充体力防春困，又能防护因沙尘暴等恶劣天气而伤害呼吸系统？淮山营养丰富，有健脾补肺、益肾固精的功效，属于温和的滋补食物，又是历代医家推崇的重要药材。

淮山的食疗功效：可健脾、补肺、降血糖

淮山营养丰富，自古以来就被视为物美价廉的补虚佳品，中医认为，淮山味甘，性平，入肺、脾、肾三经。可补脾胃、益肺肾。主治脾胃虚弱，饮食减少，便溏腹泻，肺虚久咳咽干，尿频，消渴多饮等。

作为高营养食品，淮山中含有大量淀粉及蛋白质、B族维生素、维生素C、维生素E、葡萄糖、精氨酸、胆汁碱、尿囊素等。其中重要的营养成分有薯蓣皂，是合成女性荷尔蒙的先驱物质，还有滋阴补阳、增强新陈代谢的功效。

淮山对于糖尿病有辅助疗效，除了易产生饱腹感，有利于控制食量外。其含甘露聚糖还有改善糖代谢，提高胰岛素敏感性的功用。

需要注意的是，淮山最富营养的成分在它的黏液中，构成这种黏液的主要成分是甘露聚糖和黏蛋白（糖蛋白的一种）。黏蛋白可降低血液胆固

醇，预防心血管系统的脂质沉积，有利于防止动脉硬化。因此在清洗时，可别把这层黏液给白白洗掉了。在烹饪过程中，剥皮后的淮山非常滑手，在手上涂些醋或盐之类的东西会好处理一些。

选购淮山的技巧

不同类型和品种的淮山，在颜色、形状、适口性等特征上有着明显的区别。

好淮山的特征有：茎干笔直、粗壮，拿到手中有一定分量。如果是切好的淮山，则要选择切开处呈白色的。新鲜的淮山一般表皮比较光滑，颜色似自然的皮肤颜色。

如需长时间保存，应该把淮山放入木锯屑中包埋，短时间保存则只需用纸包好放入冷暗处即可。如购买的是切开的淮山，则要避免接触空气，以用塑料袋包好放入冰箱里冷藏为宜。切碎的淮山也可以放入冰箱冷冻起来。

哪些人不宜吃淮山

淮山有收涩（收或涩就是止的意思，如止痢）的作用，故大便干燥者不宜食用。

养生食谱

淮山既可做主粮，又可做蔬菜；可单独煮、蒸食用，还可以与其他蔬菜、肉类一起炒、炖；还可以蘸糖做成小吃。

淮山生吃比煮着吃更容易发挥所含的酶的作用，因此凉拌淮山不失为更健康的吃法；另外，把淮山切碎比切成片、丝食用，更容易消化吸收其中的营养物质。

食谱一　凉拌淮山丝

食材：淮山500克，黑木耳10克，大葱、姜、白砂糖、香油、醋、食盐各适量。

做法：

1.将淮山去皮洗净，切成细丝，用凉水洗五分钟，将黑木耳泡发洗净，切成细丝；

2.将淮山丝放入锅中焯熟后捞出，再过凉，沥干水分；

3.将大葱、姜切成丝，和精盐、黑木耳丝一起拌入山药丝中；

4.将香油、醋、白砂糖调成汁，浇在淮山丝上即可食用。

营养点评： 此菜具有补脾益肺、瘦身的作用。

食谱二　枸杞淮山酸甜汤

食材： 淮山300克，枸杞20粒，冰糖、白醋各适量。

做法：

1.将淮山削皮，切成长条，枸杞洗干净，再放入温水中浸泡至完全发起；

2.锅中放适量热水，大火烧沸后将淮山条和枸杞放入煮3分钟，取出放入凉水中冲凉，沥干水装盘待用；

3.将锅中保留的少许煮淮山的热水，放入冰糖用小火慢慢熔化，倒入白醋，使汤汁稍稍变稠，制成酸甜汁；

4.将酸甜汁倒在装盘的枸杞、淮山上，浸泡30分钟即食。

营养点评： 枸杞有养肝明目之功效，配上淮山、冰糖，可去火防燥，养肝健脾胃。

食谱三：淮山炒南瓜

食材： 淮山200克，南瓜100克，食盐、食用油、香葱末各适量。

做法：

1.将南瓜、淮山分别去皮，切片待用；

2.炒锅入食用油，先放入南瓜炒熟，再倒入淮山煸炒；

3.调味、撒葱花炒匀即可。

营养点评： 此菜健胃补脾，兼有降糖功效。

银耳　滋阴润燥　瘦身

这个季节空气干燥、湿度低，难免引起春燥。春燥的表现为嗓子干疼、皮肤干痒，最好吃一些滋阴润燥的食物，银耳将是不错的选择。

银耳的食疗功效：可滋阴润燥、瘦身

银耳，又称白木耳，是一种生长于枯木上的胶质真菌，因其色白如银，故名银耳。由于银耳所含的营养全面，且有一定的药用价值，被人们称为"山珍"、"菌中明珠"。银耳为药食两用之品，药性平和，服用安全，能清肺之热，养胃之阴；能补脾开胃，有很好的滋补润泽作用。

中医认为，银耳味甘、淡，性平，归肺、胃二经，具有滋阴润肺，养胃生津的功效。适用于干咳，少痰或痰中带血丝，口燥咽干，阴虚型神经衰弱和失眠多梦等。

现代医学研究证实，银耳含有丰富的蛋白质、糖类、脂肪、粗纤维、多种无机盐及维生素，其中所含18种氨基酸中有7种为人体必需氨基酸。银耳的药理有效成分是银耳多糖：主要由酸性多糖、中性杂多糖、酸性低聚糖等组成。肺乃"娇脏"，是外邪首先侵袭的脏腑，初春季节吃银耳能特别呵护你的肺。

此外，银耳有滋阴作用，长期服用可以润肤，可有助祛除脸部黄褐斑、雀斑。因银耳富有天然特性胶质，常吃可以补充我们皮肤流失的胶质，能让皮肤保水度增加。其中的膳食纤维可助胃肠蠕动，减少脂肪吸收，从而达到减肥的效果。

选购银耳的技巧

购买银耳时一定要留意其色泽，以色白或微黄者为佳。不要买颜色过白的银耳，这可能是化学试剂熏制的结果。

好银耳的特点是：耳花大而松散，耳肉肥厚，色泽呈白色或略带微黄，蒂头无黑斑杂质，朵形圆整，大而美观；应干燥，无潮湿感、无异味。

如银耳色泽呈暗黄，朵形不全呈残状，蒂间不干净，则表明品质不佳。如品尝带有辣味，则为劣质银耳。

银耳容易受潮发霉，如花朵呈黄色，多是受潮后烘干的结果；如能闻出酸味或其他气味，则不宜食用。因此，银耳宜存储在通风、透气、干燥、凉爽处，避免长时间阳光晒照，并同气味较重的食品分开放置。另外，银耳质地较脆，应尽量减少翻动，轻拿轻放。

泡发银耳时，一般用冷水或温水，时间宜为2~3小时，以完全泡发为准。泡发后，摘净根部的杂质，用清水洗几次即可烹制。

哪些人不宜吃银耳

煮熟后的银耳如果放置太久，不仅营养会流失，还会产生对人体有害的亚硝酸盐，因此最好不要食用过夜的银耳羹。

养生食谱

银耳的搭配很多，用银耳、枸杞、冰糖、蛋清等一起炖制的"枸杞炖银耳"，红白相间，香甜可口，具有较强的保健功能；也可银耳与大米煮粥，将是别具风味的营养佳品。

食谱一　凉拌黑白木耳

食材： 银耳100克，黑木耳100克，白糖、食盐、胡椒粉、芝麻油少许。

做法：

1. 先把黑木耳、银耳（简称为黑白木耳）用冷水浸泡1小时左右；

2. 将泡好的黑白木耳去杂洗净，然后在沸水锅中焯一下捞出，放入冷开水中冲凉再捞出待用；

3. 把食盐、白糖、胡椒粉、芝麻油制成调味汁待用；

4. 把调味汁浇在黑白木耳上，拌匀即可。此菜非常适合寒冷季节食用。

营养点评： 从食疗保健角度来看，黑木耳和银耳都具有防止脂褐素形成的作用，均属于益寿、抗衰的食品。同时，两种木耳中都含有多糖类物质，具有增强免疫力、抗病毒的作用。

食谱二　枇杷银耳羹

食材：枇杷80克，银耳20克，枸杞10克，红枣5颗。

做法：

1. 将枇杷去皮，切成小块，银耳用凉水泡开，撕成小片，红枣和枸杞洗净；

2. 在锅中加入适量的清水并放入银耳，用大火煮开，然后改用文火煨2小时；

3. 将枇杷、红枣、枸杞加入锅中再煲10分钟后即可。吃的时候可调入适量的蜂蜜。

营养点评：枇杷中丰富的B族维生素，能够促进氧化和全身新陈代谢，帮助促进脂肪分解；搭配银耳一起吃，有助于减肥。

食谱三　红枣银耳羹

食材：红枣10颗，银耳20克，花生、冰糖各适量。

做法：

1. 把银耳用冷水泡发，红枣最好也泡10分钟左右；

2. 把银耳先入锅煮烂，再放红枣和花生，直到花生煮软；

3. 加入冰糖再煮片刻，盛出放凉即可食。

营养点评：红枣补脾益气，加上银耳，即可解春困，又能防春燥。除了红枣以外，还可以用冰糖、银耳各半，放入砂锅中加水，以文火加热，煎炖成糊状的"冰糖银耳汤"；此汤透明晶莹、浓甜味美，是传统的营养滋补佳品。

党参　健脾　益肺

除了吃药食同源的食物以外，还可以适当吃些药性温和的药材来健脾润肺。

党参的食疗功效：可健脾、益肺

党参，别名党人参、台党参、黄参。《本草从新》提到党参"补中益气，和脾胃，除烦渴"。中医认为党参性平，味甘，归脾、肺二经，有补中益气，健脾益肺之功效。可用于脾肺虚弱、气短心悸、食少便溏、虚喘咳嗽、内热消渴等病证。

党参含有皂苷、微量生物碱、糖类、维生素 B_1、维生素 B_2，以及多种人体必需的无机元素和氨基酸等，对增强机体免疫功能，提高机体适应能力，保护心血管系统等，都有良好的作用。

由于党参功效似人参，虽药力不及，但有量多价廉的优势，故古人常以之取代人参治疗一些气虚轻症和慢性疾病患者。此外，党参配熟地黄，有治气虚、肺气不足及肾气虚的功效。

选购党参的技巧

党参呈长圆柱形，稍弯曲，长 10～35 厘米，直径 0.4～2 厘米，表面黄白色至黄棕色或灰棕色，根头部有多数疣状突起的茎痕及芽，习称"狮子盘头"。每个茎痕的顶端呈凹下的圆点状，根头下有致密的环状横纹，向下渐稀疏，皮部淡黄色至淡棕色，木质部淡黄色，有特殊香气，味微甜。以条粗壮、质柔润、气味浓、嚼之无渣者为佳。

哪些人不宜吃党参

党参具有补脾脾气、生津养血及扶正祛邪之功效。党参味甘，性平，作用缓和，为平补之品，适用面广，副作用少，故为保健所常用。需要注意的是，党参可生热，所以中医辨证为实证、热证者不能服用。

养生食谱

党参是药食同源的一味寻常药材，宜煲汤、煨煮、泡酒、茶饮等，入药煎服为佳。当药膳时的每日常用量为 5～10 克，入药的每日常用量为 10～30 克。

食谱一　党参红

食材： 党参 30 克，排骨 500 克，红枣 8 颗，姜、大葱、食盐、胡椒粉各适量。

做法：

1. 把党参洗净，切3厘米长的节；把红枣洗净，去核；
2. 排骨洗干净，剁成段，飞水捞出待用，将姜、大葱洗干净，姜拍松，葱切段；
3. 把排骨、党参、红枣、姜、大葱放锅内，加清水适量，置大火上烧开，再用小火炖1.5小时，加入食盐、胡椒粉即可。

营养点评： 此汤补中益气、健脾益肺。

食谱二　北芪党参乌鸡汤

食材： 乌鸡半只，北芪、党参各20克，桂圆肉5克，红枣、生姜、食盐适量。

做法：

1. 乌鸡去内脏，洗净，飞水；
2. 北芪、党参、桂圆肉、生姜洗净，红枣洗净、去核，生姜切片；
3. 把北芪、党参、桂圆肉、红枣和生姜放入锅中，加入适量水，用大火煲；
4. 加入乌鸡，改小火煲2小时，入食盐调味，即可食用。

营养点评： 适用于气血虚弱所致的畏冷、抵抗力低、月经不调及男子早泄。

食谱三　党参茯苓粥

食材： 党参、茯苓、生姜各10克，粳米100克，食盐适量。

做法：

1. 将党参、茯苓、生姜共3味煎水；
2. 去渣取汁，与粳米一同煮成粥，加食盐调味即可。

营养点评： 茯苓补脾益胃，生姜温中健胃、止呕，粳米益脾养胃，此粥可用于脾胃虚弱、少食欲呕、消瘦乏力、记忆力较弱者。

清明：养肝脾　防流感　吃野菜

清明节，有"天气晴朗、草木繁茂"之意，又叫踏青节，按阳历来说，它是每年的4月4日~6日，正是春光明媚、草木吐绿的时节，也正是春游的好时候。

常言道："清明断雪，谷雨断霜。"时至清明，华南气候温暖，春意正浓。但在清明前后，仍然时有冷空气入侵，甚至使日平均气温连续3天以上低于12℃。

风多雨多　防传染性疾病

风多、雨多是清明节前后的气候特征，但人们扫墓踏青，户外活动增多，如果不加留心就容易受到风邪的侵犯。

饮食方面，以平肝、补肾、润肺为主，以健脾、扶阳、祛湿为食养原则，姜、葱、韭菜宜适度进食，要避免吃燥性、刺激性食物如羊肉、辣椒等，多吃新鲜上市的果蔬。还要多食如燕麦、荞麦、稻米、扁豆、薏米、花生、黄豆、咖啡豆、葵花籽等。

春季万物苏醒，富有生机，各种病毒、细菌亦易传播，如流感行性感冒、流行性脑膜炎、百日咳、麻疹、白喉、流行性腮腺炎等。此时，要适应气候的变化，注意防寒保暖和锻炼身体，增强抵抗疾病的能力。

饮食九字诀：养肝脾、防流感、吃野菜

清明节后很快就进入"纷纷春雨连绵落"的时节。传统养生学认为"春与肝相应"，因此春养肝常保健。从总体看，清明应以养肝为主，我们可以吃些利于肝脏生发、疏泄、养阴的食材。青菜类养肝脾：绿叶蔬菜在春季是有生发之象的，中医有"白色入肺，红色入心，青色入肝，黑色入肾，黄色入脾"之说。绿叶食材入肝，所以清明首选绿叶蔬菜。其中清明食材最经典的，就是能够养护肝脏的荠菜和香椿，菠菜也适合此时食用。

防感冒祛风类："春季多风，夏季多暑，伏天多湿，秋天多燥，冬天多寒。"所以，清明时还应该从抵御外风的角度挑选一些食材。清明前后，也不妨喝一些菊花茶、茉莉花茶。中医认为，菊花能疏风清热，有

平肝、预防感冒、降低血压等作用。但菊花茶喝多也会伤肝，因此要适量饮用。

多吃时令野菜：这时候是野菜盛产的季节。吃腻了大鱼大肉，在春天吃点时令的野菜野果，可以起到很好的保健作用。我国历来就有"医食同源"的说法，在野菜身上体现得更为明显。如香椿、荠菜、水芹、藜蒿、马齿苋、蕨菜等，桑葚等野果也在这时上市。需要注意的是，春天吃野菜不要偏食贪多，最好先了解各种野菜的性味及药品使用价值，注意小心选择。

推荐食材

🌸 菊花　疏肝　清热解毒 🌸

从总体看，清明节气期间应以养肝为主，还需注意防风、防感冒，我们可以吃些既利于肝脏生发、又疏风的食物，比如说菊花。

菊花的食疗功效：可疏肝、清热解毒

菊花是我国传统的常用中药材之一，主要以头状花序供药用。而中医认为，菊花味辛、甘、苦，性微寒，归肺、肝二经，有疏散风热、清热解毒、平肝明目之功效。中医多用以主治目赤、咽喉肿疼、耳鸣、风热感冒、头疼、高血压、疮疗毒等病症。若长期食用，还有"利血气、轻身、延年"的功效。

营养学认为，菊花的花、叶、茎含有挥发油、氨基酸、维生素A和维生素B等丰富的营养物质。有疏风散热、抑制病菌的作用，对大肠埃希菌、金黄色葡萄球菌等都有一定的杀伤力，有助于预防感冒等。

另外，早起时，用化妆棉蘸菊花茶汁轻敷眼周，可消除黑眼圈。

选购菊花的技巧

菊花入食多用黄、白菊，尤以白菊花为佳，杭白菊、黄山贡菊、福山白菊等都是上品。另外，泡茶的菊花主要有杭白菊和贡菊两种，贡菊相对稍苦，清热败火的能力更强些。由于杭白菊带有糖分，所以建议糖尿病患

者最好选贡菊比较安全。

选杭菊花时要注意：优质杭菊花茶为黄白色，花朵完整，花瓣清晰、干净，泡出的茶透明晶亮，味道清香；低级菊花茶茶色浑浊不清，花朵较零碎，缺乏清香味，营养及防治作用差；劣质菊花茶颜色发黑，有霉味，无香味。有些虽非全部发霉、发黑的劣质茶，但被掺杂在好茶中，亦对健康有害。

哪些人不宜吃菊花

菊花茶最适合头昏脑涨、目赤肿痛、嗓子疼、肝火旺以及血压高的人饮用。菊花有降血压的功效，血压偏低的老人和血压正常的老人，不宜每天喝菊花茶，可以隔三差五地喝，每天不要超过3朵。

血糖异常的人喝菊花茶时不要加冰糖。体虚、脾虚、胃寒病者、容易腹泻者，最好不要常饮菊花茶。

养生食谱

菊花药效及营养价值高，在我国不少地方都有食菊的风俗。菊花气味芬芳，绵软爽口，是入肴佳品。吃法也很多，可鲜食、干食、生食、熟食，焖、蒸、煮、炒、烧、拌皆宜。

食谱一 菊花粥

食材：菊花15克，大米100克。

做法：

1. 菊花洗净，大米淘洗干净；
2. 菊花、大米放入锅中，加适量清水，加盖，用大火煮沸；
3. 调成文火熬至成粥即可。

营养点评：该粥散风热、清肝火、降血压。适用于头晕头痛、脸色蜡黄、黑眼圈较重者。

食谱二　菊花黄瓜汤

食材：菊花瓣30克，黄瓜1根，食盐、香油各适量。

做法：

1. 先将菊花瓣洗净，黄瓜洗净切成长片；

2. 在锅内放菊花、食盐，烧沸1分钟，下黄瓜片，烧沸至黄瓜断生，起锅琳上少许香油即可。

营养点评：此汤制作简便，味鲜，清香爽口解油腻。有清热解毒、平肝明目、利尿的功效。

食谱三　菊花枸杞糕

食材：杭白菊15朵，枸杞10粒，马蹄粉250克，白砂糖适量。

做法：

1. 把清水与马蹄粉混合搅拌至无颗粒的马蹄粉液；取清水与菊花、枸杞一起用中火煮10分钟，放白砂糖，再煮沸后熄火；捞出菊花，去蒂，把花瓣放回糖水；

2. 把马蹄粉液倒进菊花杞子糖水里面，按顺时针方向搅拌至黏稠糊状；

3. 蒸盘四周抹少量食用油，把调好的糊倒进蒸盘抹平，待水烧开后隔水大火蒸10分钟，转中火蒸10分钟；看到糕变半透明状后，用筷子插进糕体，如筷子抽出来时不沾糕体，即已熟；

4. 整盘取出后放阴凉地方待凉，糕体凉后变结实后切块食用。

营养点评：体质偏寒者喝菊花茶的时候要放些枸杞，这道糕点正合适。食用枸杞能滋补肝肾、益精明目，而白菊花清热解毒、延缓衰老。

荠菜　祛寒　止血　防流行病

"三月初三，荠菜当灵丹。"荠菜入药，就是为了祛除冬天积存的寒气。我国很多地方都有清明节吃荠菜的习俗。

荠菜的食疗功效：可祛寒、止血、防流行病

荠菜又名地菜，俗称"百岁羹"，是野菜的一种，在春季生长得特别好，是春季的一种"时令菜"，田边、路边、山坡、杂草地和耕地随处可见。中医认为，荠菜味甘淡，性凉，入心、肝、脾三经，有凉血止血、清热利尿、降血压的功效。可用于产后子宫出血、崩漏、尿血、水肿、小便不利。

营养学认为，荠菜含丰富的维生素C和胡萝卜素，有助于增强机体免疫功能。荠菜所含的荠菜酸，是有效的止血成分，能缩短出血及凝血时间。荠菜含有乙酰胆碱、谷甾醇，不仅可以降低血液及肝里胆固醇和三酰甘油的含量，而且还有降血压的作用。

荠菜还能止血，对各种出血症都有一定的效果。经常流鼻血者，或是经常牙龈出血者，平时就可以多吃点荠菜。

对于普通人来说，春天吃点荠菜可预防各种流行病，还可以缓解春天容易出现的过敏症状。

选购荠菜的技巧

在购买荠菜时，要选颜色是深绿色、根粗、须长的，开花的最好不要买；买回荠菜后先将黄叶、烂叶挑出，然后在水盆中先放入少量食用碱去除农药，浸泡半小时后换水再浸，洗几次后直到水清，放入菜篮中沥干水分；将干净的荠菜放入冷藏室保鲜，随吃随拿，2～3天内食用完。

哪些人不宜吃荠菜

荠菜可宽肠通便，故便溏者慎食。因荠菜性凉，体质虚寒者不能食用荠菜。

养生食谱

荠菜的烹饪方式多种多样，有炒食、凉拌、作菜馅、汤羹等多种食用方法，是很受人们欢迎的一种大众蔬菜。在烹饪时要注意，荠菜不要久烧久煮，时间过长会破坏其营养成分，也会使颜色变黄。

食谱一　荠菜豆腐羹

食材： 荠菜200克，豆腐2块，猪瘦肉少许，水淀粉、食盐、香油各适量。

做法：

1. 荠菜洗净后切碎，豆腐切成丝浸入沸水中去除豆腥气，把猪瘦肉切成丝；

2. 把猪肉丝加食盐、干淀粉拌匀，腌制15分钟待用；

3. 锅烧热，倒入油，下腌好的猪肉丝煸炒至变色盛出；

4. 另起锅烧热后，放油，放荠菜末煸炒变色，加入一碗高汤或清水烧开；放煸炒后的猪肉丝和豆腐丝，调入食盐，烧开后用水淀粉勾芡，淋几滴香油即可。

营养点评： 此羹可清热止血、有助降血压。

食谱二　凉拌荠菜

食材： 芥菜200克，食用油、蒜末、白醋、白胡椒粉、食盐、白砂糖各适量。

做法：

1. 荠菜摘成一片片叶子，切成段洗净；

2. 锅里大火烧开，放水，把荠菜焯透后过凉水；

3. 加食用油、蒜末、白醋、白胡椒粉、食盐、白砂糖后拌匀即可食用。

营养点评： 此菜可清凉解热、宽肠通便。

食谱三　荠菜胡萝卜香菇粥

食材： 荠菜100克，大米50克，糯米10克，胡萝卜半根，香菇2朵，食盐、胡椒粉各适量。

做法：

1. 荠菜洗净、去根、切细，大米、糯米淘洗干净，浸泡2小时以上，胡萝卜洗净剥皮后切小丁，香菇洗净切成薄片；

2. 把米和浸泡的水全部倒入锅里，再加入水，用大火烧开后调成小火炖20分钟，期间隔10分钟左右搅拌1次，以免黏锅底；

3. 放入胡萝卜丁和香菇片，改中火，用勺子搅拌均匀，继续小火煮15分钟；

4. 倒入荠菜，改中火，一边搅拌一边熬2分钟，调入食盐、胡椒粉即可。

营养点评： 此汤搭配胡萝卜、香菇，不仅对消化系统有很好的健胃作用，也是一道提高免疫力的食疗汤。

燕麦　通便　防癌　瘦身

种子植物营养丰富，在清明多吃五谷养生粥，如荞麦、燕麦，薏米等，可益肝、除烦、去湿、补虚、增强抵抗力、延年益寿。

燕麦的食疗功效：可通便、防癌、瘦身

燕麦又称野麦、雀麦、乌麦、杜姥草，是燕麦的子实。燕麦可分为裸粒燕麦和带壳燕麦两种，一般裸粒燕麦可食用，带壳燕麦多作青饲料栽培。燕麦是谷类中最好的全价营养食品之一。中医认为，燕麦味甘，性平，有催产止汗的功效。

现代研究表明，吃燕麦片早餐有助防止乳腺癌。绝经期前女性从燕麦片等全谷食物中摄入大量膳食纤维，可使乳腺癌危险降低41%。

另外，多食含纤维素的燕麦食品，可增强胃肠道分泌功能，稀释大肠中的致癌物质，连同杂物一同排出体外，有利于健康。燕麦麸皮纤维可有效地预防和缓解结肠癌、直肠癌。

燕麦片还可以用来做成"燕麦片面膜"，能有效清除毛孔污渍。具体做法是把半杯燕麦片、半杯热水、1/4杯蜂蜜，均匀搅拌，冷却后涂抹于面部，等待10分钟后用清水洗净即可。

选购燕麦片的技巧

很多人以为燕麦片和麦片是同一样东西，其实不然。纯燕麦片是燕麦

粒轧制而成，呈扁平状，直径约相当于黄豆粒大小，形状完整。燕麦煮出来高度黏稠，这是其中的 β – 葡聚糖所带来的，有降血脂、降血糖、高饱腹的功效。

而麦片则是多种谷物混合而成，如小麦、大米、玉米、大麦等，其中燕麦片只占一小部分，甚至根本不含有燕麦片。因此在选择燕麦片时要注意甄别。

哪些人不宜吃燕麦

因燕麦有滑肠和下行之力，故能通便和催产，但也能加重腹泻和流产，因此孕妇忌食燕麦。吃燕麦一次不宜太多，否则会造成胃痉挛或是胀气。

养生食谱

大多数人喜欢将燕麦片煮着吃或者用牛奶泡着吃，对于想要控制血脂和体重的人来说，燕麦炒着吃效果会更好。炒燕麦一定要选那种颗粒比较大的纯燕麦，不要选用速溶燕麦片。

食谱一　牛奶蛋花燕麦粥

食材：燕麦片 50 克，纯牛奶 1 盒，鸡蛋 1 个，白砂糖适量。

做法：

1. 将燕麦片倒入清水中煮沸，边搅拌边倒入牛奶，混匀；
2. 起锅前，打入鸡蛋花，加白砂糖调味即服。

营养点评：此粥通肠胃、有助防癌。

食谱二　西红柿蘑菇燕麦汤

食材：洋葱　1 个，大蒜半个，蘑菇 3 个，燕麦半饭碗，西红柿半个，2 杯低脂奶，植物油、食盐、胡椒粉各适量。

做法：

1. 洋葱、大蒜切碎，蘑菇洗净切片，西红柿切成小粒；

2.往锅里放1匙植物油，爆香洋葱碎及大蒜蓉后，放入蘑菇片炒至洋葱及蘑菇片变软；

3.加入燕麦、清水、西红柿粒拌匀；待沸腾后，转慢火煮5分钟；

4.倒入低脂奶，加少许食盐及胡椒粉调味煮至微开即可食。

营养点评：燕麦是膳食纤维含量很高的粗粮，通过和西红柿、蘑菇、洋葱搭配做的汤，老少咸宜。

食谱三　玉米燕麦粥

食材：玉米粉150克，燕麦100克。

做法：

1.将燕麦去杂质洗净，放入锅内，加水适量煮至熟而开花；

2.用冷水调成稀的玉米糊，再慢慢倒入煮熟的燕麦锅内，不停搅匀，烧沸后改用小火稍煮5~10分钟即可。

营养点评：燕麦含较多的维生素 B_6 及钙、磷、铁，玉米含维生素 B_1、维生素 B_6 较多。该粥清香味浓。

茼蒿　养脾胃　降血压

清明节气天气变化大，此时降雨有所增多，空气也特别潮湿。中医认为寒湿之邪最易困着脾脏，易导致脾胃运化功能的损伤。因此，在这前后应注意调养脾胃，脾胃健旺是人们健康长寿的基础。在众多野菜中，茼蒿能养脾胃。

茼蒿的食疗功效：可养脾胃、降血压

茼蒿，别名同蒿、蓬蒿。它既是时令蔬菜，又能养脾。不过在古代，茼蒿可是宫廷菜肴中的珍品，所以又叫"皇帝菜"，如今它已经成为百姓餐桌上的常客。

中医认为，茼蒿性凉，味辛、甘，入肺、肝二经，属于辛甘发散食物。主治痰热咳嗽、肝热头昏目眩、脾胃不和饮食减少等证。适合此时潮

湿阴冷的天气食用。

由于茼蒿的花很像野菊，所以又名菊花菜。茼蒿的茎和叶可以同食，有蒿之清气、菊之甘香。尤其胡萝卜素的含量超过一般蔬菜。茼蒿中富含的维生素、胡萝卜素及多种氨基酸，可以养心安神、降压、补脑、清血化痰、润肺补肝、稳定情绪、防止记忆力减退。

茼蒿因为含有特殊香味的挥发油，气味比较特别，很多人刚开始吃时吃不惯，但正是这种挥发性的精油以及胆碱等物质具有降压补脑的作用、还能助你消食开胃，增加食欲。

选购和保存茼蒿的技巧

茼蒿是在春、夏季采收，新鲜食用为好。在选购茼蒿时，最好挑选叶片结实、绿浓叶茂的即可；买回来不能立即吃完就要好好保存，最好是冷藏，冷藏前先用纸把茼蒿包裹起来，然后将根部朝下直立摆放在冰箱中，这样既可以保湿，又可以避免过于潮湿而腐烂。

哪些人不宜吃茼蒿

要注意的是，茼蒿气浊，上火，一次不要吃太多。脾胃虚寒、腹泻者不宜吃茼蒿。

养生食谱

茼蒿的幼苗或嫩茎叶供生炒、凉拌、做汤都可食用。另外茼蒿能够促进蛋白质的新陈代谢，有助于脂肪的分解。在涮火锅的时候可吃一些茼蒿，能够有效代谢和分解肉类中的蛋白质和脂肪，对营养摄取有帮助。

在烹饪时应注意，因为茼蒿的芳香精油遇热很容易挥发，所以茼蒿适于大火快炒，而不是长时间焖、煮等。

食谱一 茼蒿粥

食材：茼蒿300克，大米100克，生姜、食用油、食盐、胡椒粉各适量。

做法：

1.把茼蒿洗净切成长2~3厘米的段，把大米洗净浸泡30分钟待用；

2.煮锅放水、大米，先用大火煮沸，再调小火煮30分钟；

3.加入切好的茼蒿，加入食盐、食用油少许搅匀，5分钟后关火即可。

营养点评：此粥具有消痰、治肺热咳嗽等功效。

食谱二　虾酱茼蒿炒豆腐

食材：茼蒿100克，卤水豆腐200克，虾酱20克，鸡蛋1个，大葱、姜、食用油、胡椒粉、香油各适量。

做法：

1.茼蒿茎切段，开水焯后控净水分，卤水豆腐切丁，用开水焯出，放油煎炒至表皮稍硬呈乳黄色；

2.虾酱放鸡蛋内打匀，入锅内用油炒碎，加入葱、姜末、胡椒粉、卤水、豆腐丁翻炒片刻，再加入茼蒿丁翻炒，淋香油出锅即可。

营养点评：虾酱鲜香味浓，豆腐香嫩，茼蒿清脆可口，搭配起来黄中见绿、色泽诱人，是孕期的一款美味食谱。

食谱三　自制茼蒿汁

食材：茼蒿菜250克，冰糖或蜂蜜适量。

做法：

1.把茼蒿洗净、切碎；

2.放入榨汁机榨汁，根据口味加冰糖或蜂蜜调食。

营养点评：此汁每次2匙，每天2次，温开水冲服。用于肝热头昏、目眩，心烦不安。

谷雨：护肝脾　防湿邪　祛春火

谷雨是春天最后一个节气，天气逐渐转暖，顾名思义，播谷降雨。谷雨是"雨生百谷"的意思，每年4月20日或21日太阳到达黄经30度时为谷雨。

风多升温快　健脾防湿

谷雨属于暮春时节，特点是气温上升快、雨水多。谷雨这个时节降雨明显增多，空气的湿度逐渐加大，一些脾胃虚弱、阳气不足的人易受湿气侵犯。湿气会犯脾胃，出现消化不良的症状，甚至腹泻。所以要健脾除湿，多吃健脾胃、祛湿食物，适当温补，让湿气随大小便外排，让身体各部分功能达到平衡。

另外，谷雨时节，气温回升加快，有时甚至给人夏天已到来的感觉，这个时候，"春捂"就要有讲究了。15℃是春捂的临界温度，超过15℃就要减衣，不要再捂了，再捂下去就易诱发"春火"的产生。

因还属于春季，人体肝脏处于极其旺盛的状态，要避免补肝过度，调养应以柔肝为主。

饮食九字诀：宜清淡、防湿邪、祛春火

谷雨时节，因为快接近夏天，在饮食方面应以清淡饮食为主，包括低盐、低脂、低糖、低胆固醇和低刺激5个方面。应选择吃些低脂肪、高维生素、高矿物质的食物，比如新鲜蔬菜，包括荠菜、菠菜、香椿、蒲公英等，这些可起到清热解毒、凉血明目，通利二便、醒脾开胃的作用。

祛"春火"：注意调养肝气祛"春火"。少吃火锅等辛辣食品；多吃甘淡食物，如黑米、豆类及其制品；蔬菜有油菜、豆芽等。将这些食品科学搭配食用，就能从中摄取丰富营养，特别是蔬菜中的多种维生素可充分满足肝脏的需要。

防湿邪可以吃一些健脾祛湿的食材，如土茯苓、薏米等。

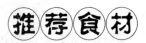

推荐食材

香椿　解毒 祛湿 开胃

在中医看来，食物是由气味组成的，而它们的气味只有在当令时，即生长成熟符合节气的时候，才能得天地之精气。《黄帝内经》说"司岁备物就是说要遵循大自然的阴阳气化采备食物"，这样的食物得天地之精气，气味淳厚，营养价值高。所以人们应该吃节气菜。

谷雨前后是香椿上市的时节，这时的香椿醇香爽口营养价值高，有"雨前香椿嫩如丝"之说。

香椿的食疗功效：可解毒、祛湿、开胃

香椿被称为"树上蔬菜"，中医认为，香椿味苦，性寒，有清热解毒、利湿、利尿、健胃理气的功效。而香椿独特的味道，还有醒脾开胃、增加食欲的作用。

香椿又名椿芽、香椿头，古名栲、虎眼，是香椿树的幼芽。香椿一般分为紫椿芽、绿椿芽，尤以紫椿芽最佳。鲜椿芽中含丰富的糖、蛋白质、脂肪、胡萝卜素和大量的维生素C。香椿营养及药用价值十分可观，其叶、芽、根、皮和果实均可入药，具有提高机体免疫力，健胃、理气、止泻、润肤、抗菌、消炎、杀虫之功效。

香椿是时令名品，含香椿素等挥发性芳香族有机物，可健脾开胃、增加食欲。其含有维生素E和性激素物质，有抗衰老和补阳滋阴的作用，故有"助孕素"的美称。

香椿可做成各种菜肴，春季新枝嫩叶口感最好。香椿作菜用，一般都是腌后生食，对食欲不振者更有独到的开胃作用。还可将香椿用于外敷：把香椿洗净捣碎后外敷，可治疗疥疮和肿毒。

选购和保存香椿的技巧

因香椿含有硝酸盐和亚硝酸盐，含量远高于一般蔬菜。所以，我们在选购香椿的时候最好选择嫩一点的香椿芽。香椿芽越嫩，其中硝酸盐越

少，而且在储藏中产生的亚硝酸盐也就越少。

怎么保存新鲜香椿呢？把摘下的鲜香椿洗净，过热水焯一下，看香椿由红变绿即可。捞出浸入凉水几分钟，然后挤干水，装入保鲜袋中，卷起来封口，直接入冰箱冷冻，这样可保存半年之久。而且解冻之后香味十足，和鲜香椿没多少区别。

▌哪些人不宜吃香椿

香椿是中医说的"发物"范围，如果有一些慢性疾病或者有医生叮嘱不能吃发物的人，最好不要吃香椿。

▌养生食谱

因鲜香椿中硝酸盐含量较高，在制作前用沸水焯一下。

食谱一　香椿拌豆腐

食材：豆腐400克，香椿50克，麻油、食盐各适量。

做法：

1. 将豆腐切块，放锅中加清水煮沸，沥水，切小丁；

2. 将香椿洗净，放在开水中稍焯一下，切成碎末，放入碗内，加入食盐、麻油，拌匀后浇在豆腐上，再拌匀即可。

营养点评：此菜有润肤明目、益气和中、生津润燥之功效。

食谱二　香椿煎鸡蛋

食材：香椿芽100克，鸡蛋3个，活虾150克，食盐、食用油各适量。

做法：

1. 香椿芽清洗干净，切成碎末，在开水中焯一下马上捞出沥干水分待用，活虾用清水洗净虾体，去掉虾头、虾尾和虾壳，剥壳后的纯虾肉即为虾仁，用开水烫红待用，鸡蛋打碎搅拌成蛋液；

2. 把香椿和虾仁放入蛋液中，加入适量的食盐拌均匀；

3. 锅中放油烧热，放入混合蛋液，等两面煎熟即装盘。

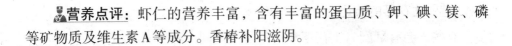

营养点评：虾仁的营养丰富，含有丰富的蛋白质、钾、碘、镁、磷等矿物质及维生素A等成分。香椿补阳滋阴。

食谱三 椒盐香椿饼

食材：香椿200克，半杯面粉，鸡蛋2个，啤酒半杯，椒盐、食用油、食盐各适量。

做法：

1.把香椿洗净，放入开水中焯一下马上捞出，用少许食盐拌匀腌制2分钟；

2.用面粉、鸡蛋、啤酒、适量椒盐拌匀成面糊；

3.把腌好的香椿，沥去多余水分，放入面糊中搅匀；

4.锅中放油烧热，倒入香椿面糊，炸至金黄酥脆即可。

营养点评：此饼加入了面粉、椒盐、啤酒，其香脆可口，适合小孩以及不习惯香椿味道的朋友吃。

土茯苓 祛湿 健骨 益脾胃

谷雨时节气温上升快、雨水多，一些脾胃虚弱、阳气不足的人容易受湿气侵犯。

中医有句老话说"脾乃后天之本"，脾不好，胃口不好。可以多吃健脾胃、去湿食物的食物，如土茯苓、扁豆、薏米等。

土茯苓的食疗功效：可祛湿、健骨、益脾胃

中医认为，土茯苓性平，味甘、淡，归肝、胃二经，有解毒、除湿、利关节等功效。

西医认为，土茯苓是一味作用较强的免疫抑制药，也用于治疗类风湿关节炎、牛皮癣、关节炎、痛风性关节炎等。土茯苓对过敏性皮炎、天疱疮、湿疹等也有效。

选购土茯苓的技巧

有些人会有疑问，土茯苓和茯苓是不是同一种？其实不然，它们不是同一种药物。

在功效上，土茯苓清热利湿、解毒、杀虫止痒，对于湿热所致的皮肤病，如梅毒、湿疹有很好的疗效；而茯苓是健脾利湿的药，常常配在益气健脾的药方中，以增强健脾利湿的作用。

在口感上，土茯苓偏于味苦，茯苓味淡。

在挑选土茯苓时，以淡棕色、粉性足、纤维少者为佳。

哪些人不宜吃土茯苓

肝肾阴亏者（表现为头晕目眩或头胀视矇，耳鸣健忘，失眠多梦，咽干口燥，腰膝酸软，胁肋不适，手足心热，男子遗精，女子经少，舌红而干，少苔或无苔，脉弦细数或细而无力等）要少吃土茯苓。

养生食谱

土茯苓的做法一般是熬药或煎汤。

食谱一　土茯苓黄芪猪骨汤

食材：猪脊骨500克，土茯苓50克，黄芪30克，食盐适量。

做法：

1. 将土茯苓、黄芪洗净；

2. 猪脊骨洗净，斩块、飞水待用；

3. 把全部用料一齐放入锅内，加清水适量，武火煮沸后，文火煮1～2小时，用食盐调味即可。

营养点评：黄芪性温，味甘，有补气固表、利尿生肌等功效，可用于气虚乏力、自汗、水肿等症；而土茯苓可解毒除湿、利关节，能辅助调理筋骨挛痛、脚气、疥疮等。两者搭配炖汤，能起到健脾、益气、祛湿的功效。

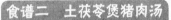

食谱二　土茯苓煲猪肉汤

食材：鲜土茯苓100克，猪肉400克，生姜、食盐各适量。

做法：

1. 鲜土茯苓洗净、切片状，猪肉洗净、整成几大块，生姜切片；

2. 把土茯苓、猪肉、生姜一起放进煲汤锅内，加入清水，大火煮沸后，改为小火煲约90分钟，加入适量食盐即可。

营养点评：猪肉富含维生素A，具有滋阴润燥、丰肌泽肤的作用，适合干燥多风的天气食用。此汤可利筋骨、健脾益胃。

食谱三　土茯苓粥

食材：土茯苓30克，大米50克。

做法：

1. 用大米洗净，放入锅中用大火煮沸，改用小火煮20分钟；

2. 土茯苓切片或碾成粉，放入煮大米的锅中，煮沸10分钟后即可。

营养点评：土茯苓性平，味甘、淡，有清热解毒、除湿通络，配上大米熬粥，更健脾胃。

豆芽　清热　祛春火

春季上火更多是"燥热"，比如咽干疼痛、眼睛干涩、鼻腔火辣、嘴唇干裂、食欲不振等。而豆芽具有清热的功效，有利于肝气疏通、健脾和胃。

豆芽的食疗功效：可清热、祛春火

据《本草纲目》载，豆芽白美独异，食后清心养身，具有"解酒毒、热毒、利三焦"之功。黄豆芽能减少人体内的乳酸堆积，以消疲解乏。

中医认为，绿豆芽味甘、性凉，入胃、三焦经；主治清热消暑、解毒利尿。

营养学认为，绿豆芽不仅含有蛋白质、胡萝卜素、钙、磷、铁等多种矿物质，而且还含有丰富的维生素，特别是维生素C的含量高。

选购和保存豆芽的技巧

市面上的豆芽非天然的、使用了化肥的较多，需要甄别。化肥催生的豆芽一般有以下特点：根须不发达或无根须；芽体粗壮，较正常豆芽长；芽体脆，掰开后会有水冒出；个别施用化肥多的，还会出现子叶发绿发青、口感苦涩的现象。

如何保存豆芽呢？先将豆芽用水焯一下，用簸箕捞出，冷水冲凉后将水分晾干，切成小段，用保鲜膜包好放入冰箱内冷冻。这样保存时间长，而且清脆鲜嫩，营养流失少。需要食用的时候从冰箱内取出后直接加热即可。不同豆芽保存时间也不同。黄豆芽保存的时间比绿豆芽要稍长一些，但也不能超过3天。

哪些人不宜吃豆芽

吃豆芽并无太多禁忌。传统的豆芽是指黄豆芽，后来市场上逐渐出现了绿豆芽、黑豆芽，豌豆芽、蚕豆芽等新品种。虽然豆芽菜均性寒，味甘，但功效不同。

绿豆芽容易消化，具有清热解毒、利尿除湿的作用，适合湿热郁滞、口干口渴、小便赤热、便秘、目赤肿痛等人群食用；黄豆芽健脾养肝，其中维生素B_2含量较高，春季适当吃黄豆芽有助于预防口角发炎；黑豆芽养肾，含有丰富的钙、磷、铁、钾等矿物质及多种维生素，含量比绿豆芽还高；豌豆芽护肝，富含维生素A、钙和磷等营养成分；蚕豆芽健脾，有补铁、钙、锌等功效。因此可以根据自己的身体状况，选择相应的豆芽做菜。

养生食谱

豆芽是普通百姓餐桌上最常见的菜肴，无论炒菜、煮汤还是凉拌，均美味可口，老少皆宜。

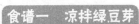

食谱一　凉拌绿豆芽

食材：绿豆芽100克，大葱30克，大蒜20克，食盐、麻油、白芝麻各适量。

做法：

1. 把葱切段、大蒜切末，加入食盐、麻油、白芝麻调匀待用；
2. 豆芽洗净后，沥干水分，水煮开，把豆芽放入，焯1~2分钟捞出；
3. 沥干水分后，把准备好的调料放入绿豆芽，充分拌匀即可。

食谱二　黄豆芽青椒木耳汤

食材：黄豆芽100克，青椒丝100克，黑木耳100克，食盐适量。

做法：

1. 把黄豆芽洗净，青椒切丝，黑木耳用水泡发；
2. 将所有材料加4~5碗水用中火煮10分钟左右，加食盐调味即可。

营养点评：黑木耳能促进胃肠蠕动，防止便秘，有利于清除体内的有毒有害物质；和黄豆芽一起煮汤，还可达到减肥瘦身的辅助效果。

食谱三　豆芽肉饼

食材：猪肉250克，黄豆芽200克，鸡蛋2个，姜、大葱、胡椒粉、食盐、淀粉各适量。

做法：

1. 猪肉剁细，装入碗内，加鸡蛋、淀粉、食盐、姜、大葱搅拌均匀成馅，做成直径约15厘米的肉饼；
2. 将豆芽洗净，放入装有鲜汤的锅内煮，加食盐、酱油、胡椒等调味；
3. 把豆芽菜汤盛入汤碗内，将肉饼放在菜上，上笼蒸熟即可。

营养点评：猪肉含有丰富的优质蛋白质和必需的脂肪酸，具有补肾养血、滋阴润燥的功效，是孕期的一款好食谱。

海带 消痰 平喘 排毒

谷雨时节表示即将进入夏季，随着气温的上升，人体多少会有些不适应，可吃一些海带来迎接夏天的到来。

海带的食疗功效：可消痰、平喘、排毒

海带，在中医里的名字叫昆布，别名江白菜、纶布、海昆布等。中医认为其性寒，味咸，归肝、胃、肾三经；有消痰利水、平喘、排毒、通便的功效。

营养学认为，海带富含藻胶酸、甘露醇、蛋白质、脂肪、糖类、粗纤维、胡萝卜素、维生素 B_1、维生素 B_2、维生素 C、烟酸、碘、钙、磷、铁等多种成分。尤其是含丰富的碘，对人体十分有益，可治疗甲状腺肿大和碘缺乏而引起的病症。海带的碘化物被人体吸收后，能加速病变和炎症渗出物的排除，有降血压、防止动脉硬化、促进有害物质排泄的作用。

另外，海带表面上有一层略带甜味儿的白色粉末，是极具医疗价值的甘露醇，具有良好的利尿作用，可以治疗药物中毒、水肿等症。所以，海带是理想的排毒、养颜食物。

选购海带的技巧

海带在市面上一般分两种：干海带、湿海带。

海带的表面有一层白色的粉末，这是好海带的重要标志，如果没有或者是很少，就说明是陈年旧货，您最好就不要买了。

海带以叶宽厚、色浓绿或紫中微黄、无枯黄叶者为上品。另外，海带经加工捆绑后应选择无泥沙杂质，整洁干净无霉变，且手感不黏为佳。颜色不正常的海带请谨慎购买。海带买回家后如果清洗时的水有异常颜色，应停止食用，以免影响身体健康。

哪些人不宜吃海带

吃海带补充碘，但吃海带一定要适量，不要把海带视为主菜天天吃，因为摄入过多的碘也会对身体健康产生影响。甲状腺功能亢进症的患者忌食。

海带性寒，脾胃虚寒者不宜多食。

养生食谱

海带含有较高的有毒金属砷，食用前应先用清水漂洗，然后再浸泡12～24小时，并要勤换水。这样，就可以放心地食用了。

食谱一　冬瓜海带汤

食材： 海带30克，冬瓜100克，虾皮、食盐各适量。

做法：

1. 冬瓜切片，海带洗净；
2. 放入虾皮一同煮汤食用，每天1次。

营养点评： 冬瓜味甘、淡，性寒、凉，能清热利水，消肿解毒，生津除烦；海带味咸，性寒，可清热利水，养阴止血。本方除湿功效显著，多数人都可以食用。

食谱二　凉拌芝麻海带

食材： 新鲜海带1根，熟芝麻、大蒜、香菜、干红辣椒、食盐、白砂糖、生抽、醋、食用油各适量。

做法：

1. 把新鲜海带放入开水中焯一下，待到颜色由褐变绿马上捞出，冲凉水；
2. 洗去海带表面的杂质，用清水浸泡两小时，中间换水一次，海带捞出沥干水分，切成海带丝；
3. 大蒜捣成泥、干红辣椒剁成碎、香菜切碎备用，干红辣椒、蒜泥、熟芝麻加入食盐、白砂糖、生抽、醋搅拌匀；
4. 食用油烧热浇在盛有调料的汁里，放入海带丝，撒上香菜即可。

营养点评： 黑芝麻和海带一起做的这道凉拌菜，可养颜、排毒。

食谱三　豆腐海带味噌汤

食材：味噌1大勺，豆腐2～3块，白菜1/4把，海带100克，食用油、食盐少量。

做法：

1. 把冰箱里的冻豆腐拿出来提前解冻，切成丁，白菜叶切块待用；

2. 锅内放油，加清水烧开，把海带切成条，放入沸水中煮30分钟，至软；

3. 加入豆腐煮5分钟，放入白菜，放入一大勺味噌，搅拌均匀即可。

营养点评：味噌是一种用黄豆等粮食发酵后做成的酱。味噌汤就是酱汤，做出来的汤都是奶白偏黄色的，味道比较浓郁，也很鲜，像是放了很多鸡精。此汤味道鲜美、通肠、延寿。

夏季篇：清热养心

中医认为，夏季阳气散发于外，炎热潮湿，要有目的地选择适合夏季的食物来调理身体。

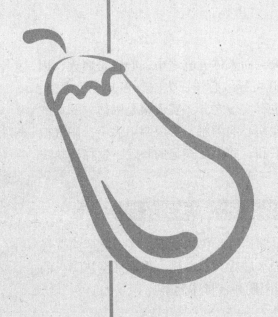

夏季饮食调理　坚持"化湿守清"原则

自立夏到大暑，气温不断升高，雨水不断增多，人燥热而易怒，汗液多发，湿气侵体。因此，夏季饮食应当坚持"化湿守清"的原则，坚持清淡饮食，应选择清热解毒、利水化湿的食物进行调养。

清热解暑：夏季天气炎热，酷暑难耐，有的人尤其是身体较虚的人会因中暑而突然昏倒，身热烦躁，恶心呕吐，大汗，面色苍白，四肢抽搐，牙关紧闭。预防暑热的方法除防止在烈日下曝晒，注意劳逸结合，保证睡眠外，还应适量饮用清热解暑之品，如绿豆汤、酸梅汤或甘凉多汁的水果及蔬菜，它们既可清热解暑，又可生津止渴。

饮食清淡：夏季饮食以甘寒，清淡，少油为宜。夏季炎热，人的消化功能较弱。此时常吃一些不易消化的食物，容易引起食欲不振、饭后腹胀等症状。因此夏季饮食要清淡，不易肥厚甘味。总之，夏令菜肴以素为贵，如莲藕、胡萝卜、苹果、淮山、小米、牛奶等。

长夏化湿：长夏（七八月份）之际正是雨水较多，暑热夹湿，脾胃受困，人常常显得精神委顿，食欲不振，腹胀，困倦乏力，大便稀溏，舌苔厚腻。饮食应多选健脾利湿消暑的食物，如绿豆、薏米、扁豆、冬瓜等。

夏季人体心火容易旺盛

中医认为，四季之中，夏天属火，而人体五脏之中，心也是属火，因此夏气通心，易使心火旺盛。心火旺可导致心悸、失眠、多梦、舌尖痛、口舌糜烂、尿黄灼热等症状。心火也有实虚之分：实火多是因体内邪火旺盛或情志所伤而致。若劳累过度，耗伤心的阴血，形成阴阳失衡，阳气偏亢则为虚火。因此夏季应保持心态平和，并保证充足的睡眠，选择清热降火的食物以克心火。

夏季火气旺　可多吃清热解毒降火利水的食物

夏季阳气旺盛，人体内易产生湿邪，因此在初夏雨水多发时应当选择祛湿利水的食物以除体内湿邪。待雨水过后天气炎热，当选择清热降火的食物以克体内邪火，以保证人体内阴阳调和，身体健康。

夏季饮食不可贪凉

虽说中医认为夏季选择寒凉性食物可阴阳调和，克服体内邪火。但由于夏季人体阳气由背部生发，腹部极易受寒，因此不可贪凉，不可多吃寒凉食物，以防寒气入腹，导致腹痛、腹泻等疾病。

立夏：增酸　减苦　重养心

每年5月5日或6日为立夏节气，"立夏"的"夏"是"大"的意思，是指春天播种的植物已经直立长大了。立夏节气的到来就意味着即将告别春天，夏日从此开始了。人们习惯上都把立夏当做是温度明显升高，炎暑将临，雷雨增多，农作物进入旺季生长的一个重要节气。

天气渐热　补肾　助肝　重养心

对人体脏腑来说，立夏时肝气渐弱、心气渐强，此时饮食应增酸减苦，补肾助肝。保证胃肠功能正常，抵御暑热侵袭，是夏季养生的重要一环。立夏后阳气上升，天气逐渐升温，多吃油腻或易上火的食物，会造成身体内、外皆热，易出现上火的痤疮、口腔溃疡、便秘等病症。为解决此时脾胃功能紊乱，饮食上宜清淡、多补水，多吃易消化、富含维生素的食物。

另外，夏季由于气温升高，人容易出现烦躁不安、焦躁易怒的情况，免疫功能也会相应低下，由发火、生气引起心肌缺血、心律失常、血压升高等情况容易发生，因此夏季养生最重要的是注意养心。

立夏饮食十字诀：清淡为主、进稀食、慎冷食

夏季由于天气炎热，一些疾病会随高温而来。同时，炎热出汗多，体内丢失的水分也会增加，脾胃消化功能会相继变弱，营养摄入也会减少，因此吃清淡稀食是夏季饮食养生的重要方法。

立夏饮食应当注意补充维生素，可多吃西红柿、青椒、杨梅等新鲜的蔬果；另外因为出汗多，身体容易损失无机盐和水，应当注意钾的补充，可多吃豆制品、香菇和蔬菜水果等。

夏季饮食在选择食物的时候可以选择一些清热利湿的食物，如西瓜、苦瓜、黄瓜、西红柿、绿豆等食物，可以有效清热消暑。

另外还要注意补充蛋白质，如鱼、瘦肉、蛋奶、豆制品等都是优质蛋白质的来源。

夏季由于人体消化系统弱，如果常吃刚从冰箱中取出的水果饮料等，肠胃受到低温刺激后，很容易造成生理功能失调，出现腹泻、恶心、头晕、呕吐等症状。因此夏季饮食不可过分贪凉，吃冷食时需要有所克制。

推荐食材

❀ 食醋 开胃 降血压 ❀

立夏到来后，气温逐渐身高，食欲下降心情烦躁，因此饮食上应当注意开胃养心。食醋是最常见的家庭饮食调味料，酸味可激起食欲，还可减少盐分摄入，预防高血压、心脏病、中风等疾病。

食醋的食疗功效：可清爽开胃、预防高血压

食醋是我国自古以来就使用的调味料和中药，食醋制法多样，产地众多。中医认为，食醋酸苦，性温，入胃、脾、大肠，走肝经，能够止血、杀毒、散瘀。

现代医学认为，食醋可以帮助消化、增强肝脏功能、促进新陈代谢；还可以扩张血管、降低血压、防止心血管疾病的发生。另外食醋还有抗衰老、杀菌、防治肥胖和抗癌等诸多功效。夏季吃醋能够激起食欲，在凉拌菜中适当加醋可作为夏日餐前开胃小菜。

选购食醋的技巧

选购食醋可以通过以下3点来选购。

首先，要学会看食品营养标签。按照国家标准的要求，食醋产品标签上应标明总酸的含量。总酸含量是食醋的重要指标之一，含量越高说明食醋酸味越浓，质量就越好。一般来说食醋的总酸含量要≥3.5克/100毫升，低于这个标准的说明食醋质量不好，有可能是勾兑而成。另外

还要注意查看生产日期和商标，谨防买到过期食醋和"山寨"食醋。

其次，查看食醋色泽体态。酿造食醋为琥珀色或者红棕色，有光泽的质量会更好；从体态上来说，清澈无沉淀和悬浮物、浓度适当的食醋产品质量较好。

再次，闻香气，尝味道。好的食醋应有醋香味，不应有其他的异味，酸味应是柔和、回味绵长的，没有涩味。

┃哪些人不宜吃食醋

服用某些中西药的患者不宜吃醋，以防影响药效；胃酸过多和胃溃疡患者不宜吃醋，以防加重病情；骨折治疗和康复期间的老年人不宜吃醋，以防病情久治不愈；对醋过敏和低血压患者应忌用，以防出现过敏症状和血压降低的相关症状。

┃养生食谱

食醋可制作药膳进行食疗，也可在家常菜中起到调味及开胃的作用，在凉拌菜中放入适当食醋最好不过。

食谱一　鸭梨加醋

食材： 鸭梨10片，醋适量。

做法：

将鸭梨去皮切成片，每片鸭梨滴上一滴醋后直接食用，每天坚持吃10片。

营养点评： 这个偏方主要是基于"酸入肝"和"肝开目"这两个中医理论。酸味入肝养肝，养肝可以明目。还可以改善眼睛酸涩干燥，达到明目的效果。

食谱二　陈醋浸玉米

食材： 玉米500克，陈醋1000毫升。

做法：

1.将玉米洗净煮熟，滤干待用；准备一个干净罐子，要能密封，以陶瓷或玻璃的最佳；

2. 把玉米放进玻璃器皿内，倒入食醋，浸泡24小时；

3. 把玉米取出，在阴处晾干；

4. 每日早、晚各嚼服20～30粒。

营养点评：中医认为，玉米性平，味甘，入肝、肾、膀胱三经，平肝利胆、调中开胃；而食醋也有开胃降压效果。此方有助于降血压，可防治动脉粥样硬化等心血管疾病。

食谱三　生姜泡醋

食材：优质陈醋500毫升，老生姜100克。

做法：

1. 先把生姜切成薄片，最好使用有药用价值的鲜姜，姜片一定要切得均匀。

2. 把切好的姜放入瓶子里，随后把陈醋倒入瓶中，需要注意的是瓶子一定要洗干净，以免生姜变质。陈醋应当没过姜片，浸泡2天后即可食用。

营养点评：生姜泡醋能够促进血液循环，增加抵抗力，治疗感冒，还有辅助治疗关节炎的作用。

木瓜　平肝　舒筋活络　祛湿气

立夏到来后，气温会逐渐上升，夏日属心，心属火，心火上升容易导致肺气虚弱。因此这时候应当适当食酸以克心火，疏肝气，祛湿气。木瓜就是一个良好的选择。

木瓜的食疗功效：可平肝、舒筋活络、祛湿气

中医认为，木瓜味酸，性温，归肝、脾二经，可平肝、舒筋活络、和胃化湿。营养学认为，木瓜富含17种以上氨基酸及钙、铁等，还含有木瓜蛋白酶、番木瓜碱等。木瓜在中国素有"万寿果"之称，顾名思义，多吃可延年益寿。

而民间有"杏一益，梨二益，木瓜百益"之说，故木瓜有"百益之果"的美称。木瓜既是食品，又可入药，其所含营养成分非常丰富，是极好的绿色保健食品。

选购木瓜的技巧

木瓜大多看起来都比较圆润，挑选木瓜宜选择外观无损伤凹陷，果形以长椭圆形且尾端稍尖为佳。

另外，木瓜有公母之分。公瓜椭圆形，身重，核少肉结实，味甜香。母瓜身稍长，核多肉松，味稍差。生木瓜或半生的比较适合煲汤；作为生果食用的应选购比较熟的瓜。木瓜成熟时，瓜皮呈黄色，味特别清甜。皮呈黑点的，已开始变质，甜度、香味及营养都已被破坏了。

成熟的木瓜果肉很软，不易保存，购回后要立即食用。若买后不打算立即食用，建议选择尚未全黄略带青色为优，待回家后放置1～2天，再以报纸包好放入冰箱冷藏，可以保存4～5天。

哪些人不宜吃木瓜

由于木瓜中含有番木瓜碱，这是一种微毒物质，也很容易引起过敏反应，因此对木瓜过敏的人不能吃木瓜。另外，由于木瓜容易引起宫缩腹痛，因此孕妇不应吃木瓜。正常人吃木瓜量也不可过多，每天一个即可。

营养点评：

木瓜维生素含量丰富，是一种很受欢迎的水果。用来做汤可以使得汤品甜美可口，另外也大量用于制作甜点。

食谱一　木瓜西米露

食材：西米半碗，木瓜1个，1盒椰子汁，白砂糖适量。

做法：

1. 将木瓜对半切后去籽，切成长条状，用刀在果肉上切数刀，从果肉皮处切入取出果肉，去掉果皮待用；

2. 煮沸半锅水，倒入西米煮2分钟，不断搅拌，以免西米黏锅，直到变得外部透明，中间有白芯为止，捞出西米倒入冷水中摊凉，再用滤网捞出将水沥干；再烧半锅水煮开，倒进西米煮5分钟，直至西米中间白芯消失，变得晶莹剔透，立即熄火，捞起过第二次冷水；

3. 倒入1盒椰子汁入锅烧热，加白砂糖、煮好的西米和木瓜拌匀即可。也可放凉后置于冰箱冷藏1小时再食。

营养点评：此方香甜可口，不仅有西米、椰汁与木瓜的营养，在炎热的夏日也是一道大受欢迎的消暑甜品。

食谱二　木瓜排骨汤

食材：木瓜1个，排骨500克，生姜，食盐各适量。

做法：

1. 把木瓜洗净去籽切块，将排骨斩块汆水后，生姜切片；

2. 将排骨、木瓜、姜片放入炖锅中，用大火烧开，转小火熬制1~2小时；

3. 关火加入食盐调味即可。

营养点评：此菜平肝、舒筋活络、祛湿，营养价值高，可补充在夏季因汗水和食欲不振而失去的营养。

食谱三　木瓜牛奶

食材：木瓜150克，牛奶200毫升，香草冰淇淋（1小盒），白砂糖1小匙。

做法：

1. 木瓜去皮、切块，放入果汁机中；

2. 加入200毫升牛奶，白砂糖、冰淇淋，用中速搅拌几分钟即可。

营养点评：由新鲜木瓜、牛奶制成，新鲜香浓，牛奶中的钙质加上木瓜中的维生素C，都是人体中所需的营养成分。另外木瓜疏肝、明目，对于长期用眼人士来说是一道护眼甜品。

🌹 鸭肉　滋阴清热 利水消肿 🌹

夏季天气炎热，人体很容易滋生燥热、食欲不振，鸭肉营养价值与鸡肉相仿，但不同于鸡肉性热，鸭肉性寒。炎热夏季食用鸭肉可达到滋阴清热、利水消肿的效果。

▎鸭肉的食疗功效：可滋阴清热、利水消肿

中医认为，鸭肉味甘、咸，性微凉，入肾、脾、胃、肺四经，有滋阴清热，健脾益胃，利水消肿的功效。主治咳嗽痰少、咽喉干燥、头晕头痛。鸭属水禽，性偏凉，从中医"热者寒之"的治病原则看，特别适合体内有热、上火的人食用。

而西方营养学认为，鸭的蛋白质含量为16%～25%，比猪肉等畜肉含量高。鸭肉中的脂肪含量适中，比猪肉低，易于消化，并较均匀地分布于全身组织中。因此吃鸭肉、喝鸭汤不用太担心会长胖。

▎选购鸭肉的技巧

鸭的选择方法有3种：看颜色，闻味道，摸肉质。

看颜色。鸭的体表光滑，呈现乳白色，切开鸭肉后切面呈玫瑰色就说明是质量好的鸭肉。如果鸭肉表面渗出油脂，呈浅红色或乳黄色，而切开后切面为深红色，则说明鸭肉质量较差，不应选择。

闻味道。好的鸭肉应当是香气四溢的，而质量一般的鸭子闻腹腔时能够闻到腥霉味，如果闻到较浓的异味则说明鸭肉已变质。

摸肉质。新鲜优质的鸭肉摸上去很结实，鸭胸上有凸起的胸肉，腹腔内壁可清楚看到盐霜。如果摸起来较为松软，腹腔潮湿则说明鸭肉质量不佳；如果摸起来松软有黏腻感，说明鸭肉可能已变质，不应购买。

▎哪些人不宜吃鸭肉

由于鸭肉性寒，因此患有风寒感冒的患者不宜食用，避免加重病情。慢性肠胃炎、腹痛、腹泻、痛经等患者也应少吃鸭肉，避免加重症状。

▎养生食谱

鸭肉做法多样，可烧烤、炖汤、煮粥等，一般老鸭汤食疗功效最为人们所称道。

食谱一　老鸭汤

食材：活老鸭1只，酸萝卜500克，食盐、老姜、花椒各适量。

做法：

1. 将老鸭取出内脏后切块，把酸萝卜清水冲洗后切片，老姜拍烂；

2. 将鸭块倒入干锅中翻炒1分钟，不用放油；

3. 拿炖锅烧一锅水，水烧开后倒入炒好的鸭块，加入酸萝卜、老姜、花椒，先用大火烧沸，再改为小火炖1～2小时，加入食盐即可。

营养点评：此菜有助滋阴养颜、清热、消水肿。

食谱二　老鸭蒸淮山

食材：宰杀好的老鸭1只，淮山300克，生姜（切片），香葱（挽结）、料酒各适量。

做法：

1. 将老鸭洗净切块，淮山支皮，切成滚刀块后放入水中浸泡待用；

2. 热锅中放少许食用油，放入鸭块与姜片，大火爆炒至鸭块出油，使鸭块表面看上去有微微的焦黄；

3. 加入适量的食盐与料酒，炒匀；

4. 将淮山块放入耐热的大碗底，再放入炒好的鸭块，待用；

5. 在电压锅内放入适量的水后放入蒸架，将装有淮山与鸭块的碗放在蒸架上，再放入葱结，盖上锅盖，压30分钟，待锅内泄压后开盖取出即可食用。

营养点评：鸭肉宜与山药同食，可降低胆固醇、滋补身体。

食谱三　啤酒鸭

食材：鸭子600克，啤酒1罐（350毫升），生姜、大蒜、香葱、八角、桂皮、花椒、干辣椒、老抽、白砂糖、鸡精、料酒各适量。

做法：

1. 将鸭子洗净沥干，脂肪较多的皮剔下来切成块，鸭肉斩件，八角、桂皮、花椒洗净，干辣椒洗净后剪成两截、去籽，生姜切片，大蒜拍松去皮，葱切花；

2. 将鸭皮下锅炒至出油分，再放入八角、桂皮、花椒、姜片、大蒜，用小火炒出香味；

3. 倒入鸭肉，转大火爆炒，炒干鸭肉中的水分至鸭肉出油；

4. 放两小勺料酒炒匀后，再放入干辣椒与两小勺老抽，炒匀至鸭肉上色；

5. 放入适量的食盐、鸡精及少量白砂糖，炒匀后倒入啤酒，盖上锅盖，大火烧开后转小火煮约20分钟；

6. 下入葱花炒匀即可起锅食用。

营养点评：啤酒鸭风味独特，鸭肉带着啤酒的清香，使滋补的鸭肉味道更加浓厚，开胃爽口，入口鲜香。

山楂 消食 健胃 活血化瘀

山楂是一种良好开胃消食的食品，对于女性朋友来说，更是治疗痛经的良药。

山楂的食疗功效：可消食、健胃、活血化瘀

山楂是常用的一味中药，性微温，味酸、甘，入脾、胃、肝三经，有消食健胃、活血化瘀、收敛止痢之功。山楂自古以来，就成为健脾开胃、消食化滞、活血化痰的良药。山楂含糖类、蛋白质、脂肪、维生素C、胡萝卜素、淀粉、苹果酸、枸橼酸、钙和铁等物质，具有降血脂、降血压、强心和抗心律不齐等作用。

中医认为山楂具有活血化瘀的作用，是血瘀型痛经患者的食疗佳品。若是血瘀型痛经，可于经前3～5天开始服用此方，每日早、晚各食山楂泥30克，服至经后3天即停，此为1个疗程，连服3个疗程有望见效。但此方对其他痛经患者不适用。

选购山楂的技巧

山楂味酸，想买偏甜一点的还真是一门学问。要挑选酸甜可口的山楂可从以下5个方法来看：

果形：扁圆的山楂偏酸，近似正圆的则偏甜。

果点：山楂表皮上大多有点。果点密而粗糙的酸，小而光滑的甜。

产地：产自山东和东北的偏酸；河北、河南的酸甜适中。

果肉颜色：果肉呈白色、黄色或红色的甜；绿色的酸。

果肉质地：软而面的甜；硬而质密的偏酸。

哪些人不宜吃山楂

中医认为，山楂只消不积，因此脾胃虚弱的人不适合吃；儿童不适合多吃，因为容易导致糖分摄取过多，进而偏食，营养不良；胃酸过多、胃溃疡患者不宜食用。山楂具有活血化瘀功效，有促进宫缩的作用，可导致流产，故孕妇不可食用。

养生食谱

山楂是一种酸甜可口的水果，既可以用来制作药膳，也可以用来制作甜品，酸甜可口，开胃生津。

食谱一　罗汉果山楂饮

食材：罗汉果10克，山楂片10克，蜂蜜适量。

做法：

1. 罗汉果洗净、压碎，山楂洗净与罗汉果同放入锅中；

2. 锅内加水，上火煮熟后，去渣留汁倒入杯中；

3. 将蜂蜜适量放入杯中，搅匀即可。

营养点评：此饮可作夏季饮料饮用，可明目、润肺、除燥。

食谱二　红糖山楂泥

食材：带核鲜山楂1000克，红糖250克，水适量。

做法：

1. 将山楂洗净后加入适量水，文火熬煮至山楂烂熟；

2. 加入红糖250克，再熬煮10分钟，待其成为稀糊状即可。

营养点评：此方常用于治疗中医辨证为血瘀型痛经，也可用于辅助治疗妇女产后瘀滞腹痛等症。

食谱三　山楂决明子茶

食材：山楂15克，决明子10克，绿茶2克，冰糖少许。

做法：

1. 在锅中加入清水，放入决明子和山楂，大火煮开后转小火煮10分钟；

2. 放入绿茶，继续煮5分钟，关火后加入冰糖，搅拌均匀；

3. 用网筛将茶渣过滤后即可饮用。

营养点评：决明子性凉，可清肝火、祛风湿，与山楂一同煮茶可疏肝明目。

小满：吃苦　尝鲜　健脾化湿

每年5月20日或5月21日是小满节气，小满是夏季的第二个节气。"小满"的含义是夏熟作物的籽粒开始灌浆饱满，但还未成熟，只是小满，还未大满。

雨水增多　健脾化湿　防风疹

小满过后，天气变得闷热潮湿，中医称之为"湿邪"。人体的脾"喜燥恶湿"，受"湿邪"的影响最大，很多南方人一到雨季就会有食欲不振、腹胀、腹泻等消化功能减退的症状。因此，小满养生要以健脾化湿为主。

小满节气中气温明显增高，雨量增多，下雨后气温会急剧下降，所以要注意添加衣服，不要着凉受风而患感冒。小满时节，天气闷热潮湿，正是皮肤病，尤其是风疹的高发期。风疹的发病原因有湿气侵体和肠胃积热两种，因此饮食调养宜以清爽清淡的素食为主，常吃具有清利湿热作用的食物，还要注意增强免疫力，以防湿邪侵入。

小满饮食八字诀：清爽清淡、清热利湿

小满时节由于气温持续升高、雨水增多，湿邪极易侵犯人体，因此饮

食上应当以多吃有清利湿热作用的食物，如赤小豆、薏苡仁、黄瓜、黄花菜、鸭肉等。忌食肥腻辛辣、性属温热的食物及油煎熏烤食物，如生葱、生蒜、生姜、芥末、胡椒、辣椒等，以防体内邪火旺盛。

我国古代将小满分为三候："一候苦菜秀；二候靡草死；三候麦秋至。"《周书》中，即有"小满之日苦菜秀"之说。因此，小满时节顺应自然多吃苦菜是不错的选择。苦菜含有丰富的营养价值，可清热、凉血、解毒，对疔肿、吐血、鼻出血、便秘、感冒等都有很好的防治作用；苦菜还可杀菌消炎，对感冒发热、扁桃体发炎等都有疗效。

农谚中含有"小满见三鲜"之说，小满"三鲜"指黄瓜、蒜薹和樱桃。这3种食物都含有丰富的营养，饮食方法也极为多样。

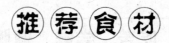

推荐食材

❀ 黄瓜　清热解毒　生津止渴 ❀

小满以后炎暑日上，人体常感觉火气上升，日渐烦躁。因此，夏季选择清热解毒的食物，可开胃降火。黄瓜正是炎炎夏日中的上佳养生蔬果。

黄瓜的食疗功效：可清热解毒、生津止渴

黄瓜，又称青瓜、胡瓜、刺瓜等。中医认为黄瓜性凉，味甘，入肺、胃、大肠三经；可清热利水，解毒消肿，生津止渴。可治疗身热烦渴，咽喉肿痛，小便不利等疾病。

从现代营养学的角度来说，黄瓜是好吃又有营养的蔬菜。口感上，黄瓜肉质脆嫩、汁多味甘、芳香可口；营养上，它含有蛋白质、脂肪、糖类，多种维生素、纤维素，以及钙、磷、铁、钾、钠、镁等丰富的成分。尤其是黄瓜中含有的细纤维素，可以降低血液中胆固醇、三酰甘油的含量，促进肠道蠕动，加速废物的排泄，以改善人体新陈代谢。黄瓜中含有的丙醇二酸，还能有效地抑制糖类物质转化为脂肪，因此常吃黄瓜可以减肥和预防冠心病的发生。

选购黄瓜的技巧

通常，带刺、挂白霜的瓜为新摘的黄瓜；瓜鲜绿、有纵棱的是嫩瓜。条直、粗细均匀的瓜肉质好。瓜条肚大、尖头、细脖的畸形瓜，是发育不良或存放时间较长而变老的；黄色或近似黄色的瓜为老瓜。瓜条、瓜把枯萎是采摘后存放时间过长了。

哪些人不宜吃黄瓜

黄瓜无不宜者。但由于黄瓜性凉，若夏季将黄瓜放入冰箱储存，最好不要从冰箱取出后直接生吃，否则容易造成腹痛、腹泻等症状。

养生食谱

黄瓜的做法很多，凉拌是最为人们所称道的一种做法，另外炒肉、煮汤、熬粥都是不错的选择。

食谱一　黄瓜蒲公英粥

食材：黄瓜50克，大米50克，新鲜蒲公英30克。

做法：

1. 先将黄瓜洗净切片，新鲜蒲公英洗净切碎待用；

2. 大米淘洗后入锅中，加水1000毫升，如常法煮粥；

3. 粥熟时，加入黄瓜、新鲜蒲公英，再煮片刻，即可食用。

营养点评：本粥具有清热解暑，利尿消肿之功效。适用于热毒炽盛，咽喉肿痛，风热眼疾，小便短赤等病证。

食谱二　胡萝卜黄瓜卷

食材：小麦面粉220克，黄瓜100克，胡萝卜60克，食用油10克，水95克，色拉酱20克。

做法：

1. 将面粉放入大盆中，冲入开水和油，用筷子搅拌成团，然后用手揉成面团，盖上保鲜膜饧10分钟；

2.将面团揉成圆柱状，分成相等的小面团用擀面杖擀成大的薄饼，取平底锅浇上食用油，取小火将薄饼摊入，烙至两边全熟即可；

3.将黄瓜和胡萝卜清洗干净切成细丝，码在面皮上1/3的位置，挤上色拉酱后，将面皮卷起来，切成小段后即可食用。

营养点评：夏季食欲差，本品可作为主食食用，清爽开胃，其营养丰富。

食谱三　山楂汁拌黄瓜

食材：嫩黄瓜3条，山楂30克，白砂糖50克。

做法：

1.将黄瓜去皮心及两头，洗净切成条状待用；

2.将山楂洗净后入锅，加水200毫升，煮约15分钟，取汁液100毫升；

3.黄瓜条入锅中加水煮熟，捞出，山楂汁中放入白砂糖，在文火上慢熬，待糖熔化，加入已控干水的黄瓜条拌匀即可。

营养点评：此菜肴具有清热降脂，减肥消积的作用，对肥胖症、高血压、咽喉肿痛者食之有效。

薏米　健脾利水祛湿

小满节气到来之后，气温持续上升，降水增多，空气湿度增大，天气闷热，此时湿气格外容易侵入人体。应当选择利水性较强的食物，薏米可健脾益胃、利水除湿，是小满时节的第一养生食物。

薏米的食疗功效：可健脾利水祛湿

薏米，又名薏仁、苡仁、米仁、珠珠米、薏苡仁等。李时珍在《本草纲目》中记载：薏米能"健脾益胃，补肺清热，祛风胜湿。炊饭食，治冷气。煎饮，利小便热淋。"中医认为，薏米性微寒，味甘淡，入脾、肺、肾三经，有健脾益胃、利水除湿、清肺热的功效，主治脾胃虚弱、脾虚湿盛水肿、湿热痹痛等。

现代医学认为薏苡仁因含有多种维生素和矿物质，有促进新陈代谢和减少胃肠道负担的作用，可作为病时或病后体弱患者的补益食品。另外，薏苡仁中含有一定的维生素E，是一种美容食品，常食可以保持人体皮肤光泽细腻，消除粉刺、色斑，改善肤色；并且它对于由病毒感染引起的赘疣等有一定的治疗作用。

选购薏米的技巧

应挑选质硬有光泽，颗粒饱满的；颜色呈白色或黄白色较佳。坚实，多为粉性，且味甘淡或微甜者则为上品。另外如有条件可抓一把闻味道，有异味和潮味的都不应购买。由于薏米在夏季极易受潮生虫、发霉，因此一次购买不可过多，储存在干燥通风处为佳。

哪些人不宜吃薏米

汗少、便秘者不宜食用；薏苡仁会使身体冷虚，虚寒体质者不适宜长期服用；怀孕妇女及正值经期的妇女也应该避免食用。

养生食谱

薏米有多种做法，较为人们所喜爱的是煮汤和熬粥，尤其与绿豆等清热食物搭配起来，更加适宜夏季进食。

食谱一　绿豆薏米粥

食材：绿豆10克，薏米10克，蜂蜜适量。

做法：

1. 将薏米与绿豆浸泡3小时左右；

2. 放入锅中，加水，用大火煮开再用小火煮2小时，煮的时候要边搅拌，等冷却到室温后，加入蜂蜜即可。

营养点评：绿豆清热解暑，配薏米更清热利湿，适宜小满湿热节气食用。

食谱二　薏米桂花粥

食材：薏米30克，淀粉少许，白砂糖、桂花各适量。

做法：

1. 薏苡仁洗净放入锅内煮，先用大火煮开，再调小火把米煮烂；

2. 放入淀粉少许，再加入白砂糖、桂花稍煮片刻即可。

营养点评：此粥可清利湿热、健脾除痹，在夏天食用还能对秋冬风湿有辅助治疗作用。

食谱三　芡实薏米木瓜糖水

食材：芡实100克，薏米100克，木瓜1个，生姜和冰糖各适量。

做法：

1. 把芡实和薏苡仁用清水浸泡2小时左右，完全浸透后捞出待用；生姜切片；将木瓜去皮，切成块状；

2. 准备一个煮锅，装清水，烧开水后放入姜片，接着放芡实、薏米，调成小火煮1小时左右；

3. 再将木瓜放入继续用小火煮滚30分钟，出锅前10分钟放入冰糖调味即可。

营养点评：此糖水祛湿、健脾、排毒，适合雨水增多的春末夏初饮用。

樱桃　解毒　祛风湿　补铁

作为小满时节新鲜上市的樱桃，趁着好时节大快朵颐才是明智之举。

樱桃的食疗功效：可祛风湿、解毒

樱桃，又名莺桃、玛瑙、车厘子等。中医药学认为，樱桃味甘、性温、无毒，具有调中补气、祛风除湿功能。长期食用，可明显提高人体免疫力。可治疗咽喉发炎、风湿引起的瘫痪或风湿腰痛、关节麻木等症，还可解除体虚无力、疲劳无力等症状。如果密封储至冬季，用以涂擦冻疮有良好的效果。樱桃核味辛、苦，性平，有解毒的功能。

从现代营养学来看，樱桃果肉中营养丰富，每100克鲜果肉中含糖8克，蛋白质1.2克，钙6毫克，磷3毫克，铁5.9毫克以及多种维生素。樱桃的含铁量在水果中居于首位，可谓一枝独秀。

选购樱桃的技巧

果皮颜色：越深的甜度越浓，果皮是深红色的就是很甜的樱桃了。如果皮是接近黑色的就不要挑选了，因为这种估计已经熟透透的了，很容易坏掉。

果皮的外表：有的樱桃上面有硬伤，有的还会有斑点，有斑点的建议不要买，要挑外表光滑的樱桃，吃起来也会比较的爽口，有外伤的樱桃会破坏樱桃里面的味道，所以要仔细挑选。

硬度：挑选时可以用手轻捏一下，如果是有弹性的，很厚实的那么是很甜的了，水分也是比较的充足的；反之很软的，则是熟过劲了的，但由于樱桃果肉很软，捏的时候不可太用力。

大小：樱桃去了里面的核就没有多少果肉可以吃了，所以大家挑选的时候建议挑个头大的，这样的果肉也会很多，有吃头，有嚼劲。

分量：如果樱桃拿起来几乎没有重量了，还是不要挑选了，因为可能已存放了很久，重一点的会更加新鲜。

在保存方面，以新鲜的樱桃而言，一般可保持3～7天，甚至10天，但建议不要过长时间存放。要把樱桃放置在 -1℃的冰箱里储存。

哪些人不宜吃樱桃

有溃疡症状、上火者需慎食樱桃，糖尿病患者忌食，热性病及虚热咳嗽者忌食。

养生食谱

樱桃甘甜可口，用来做甜汤、甜品再适合不过，清爽美味，又消暑解渴。

食谱一 凉镇樱桃冰粥

食材：新鲜樱桃15个，大米混合糯米10克，白砂糖适量。

做法：

1. 先熬好白粥（大米和糯米的比例为5∶1，加入糯米是为了使粥更香更黏稠），放凉后放入冰箱2小时左右；

2. 樱桃去核，切成小丁；

3. 用白砂糖2勺，放入尽可能少的水化成浓糖水，倒入凉粥里，再加入切好的樱桃丁拌匀即可。

营养点评：此粥可安神促眠，有助缓解失眠症状。

食谱二 樱桃甜汤

食材：新鲜樱桃500克，白砂糖适量。

做法：

1. 将樱桃洗净，加水煎煮20分钟；

2. 加入白砂糖后继续熬煮，沸腾后即可饮用。

营养点评：此汤具有促进血液再生的功效，可用于辅助治疗缺铁性贫血；其冰镇后饮用味道更好。

食谱三 樱桃酒

食材：新鲜樱桃500克，米酒1000毫升。

做法：

1. 将樱桃洗净，置于坛中，加入米酒浸泡并密封；

2. 每2～3天应当开坛搅拌一下，15～20天后即可饮用。

营养点评：此酒具有祛风胜湿、活血止痛的功效。

黄花菜　祛湿利水　除湿通淋

小满节气湿气重，应多吃清淡清爽的食物，蔬菜与水果是第一选择，黄花菜作为一种营养价值高、有多种保健功能的花卉珍品蔬菜，受到人们的喜爱。

黄花菜的食疗功效：可祛湿利水、除湿通淋

黄花菜，又称萱草、忘忧草、金针菜、萱草花、健脑菜、安神菜等。《本草求真》中载"萱草味甘，而微凉，能祛湿利水，除湿通淋，止渴消烦，开胸宽膈，令人平气和无忧郁"，《本草图说》载其"安五脏，补心志，明目"。黄花菜养血平肝，利尿消肿；可治头晕、耳鸣、水肿、咽痛等疾病，还可作为病后或产后的调补品。

从现代营养学角度看，每100克干黄花菜中含蛋白质10.1克，脂肪1.6克，糖62.6克，比西红柿和大白菜高10倍。糖类的含量和所含的热量与大米相似，维生素A的含量比胡萝卜高1.52～2倍。此外，粗纤维、磷、钙、铁及矿物质的含量也很丰富。常吃黄花菜能滋润皮肤，增强皮肤的韧性和弹力，可使皮肤细嫩饱满、润滑柔软，皱褶减少、色斑消退、达到美容养颜的效果。黄花菜还有抗菌、免疫功能，以及消炎解毒功效，在防止传染方面有一定的作用。

选购黄花菜的技巧

菜色黄亮，身长粗壮，紧握手感柔软有弹性，松开后很快散开，有清香味，无花蒂、未开花的为优质黄花菜。黄褐无光泽，短瘦弯曲，长短不匀，紧握手感坚硬易折断，松开后不能很快散开的为劣质黄花菜。若有黏手感、有霉味或烟味表明已霉烂，不应再购买。

哪些人不宜吃黄花菜

黄花菜是属于湿热的食物，胃肠不和的人，以少吃为好；痰多、尤其是哮喘病者，不宜食用。

需要特别注意的是，鲜黄花菜含有秋水仙碱，食用后会引起咽喉发干、呕吐、恶心等现象，因此鲜品不可多吃。由于鲜黄花菜的有毒成分在

高温60℃时可减弱或消失，因此食用时，应先将鲜黄花菜用开水焯过，再用清水浸泡2小时以上，捞出用水洗净后再进行炒食，这样秋水仙碱就能破坏掉，食用鲜黄花菜就安全了。

养生食谱

黄花菜作为蔬菜，常用于炖汤和炒菜，可增加汤的鲜味。

食谱一　黄花菜排骨汤

食材：黄花菜100克，猪小排适量，干红枣20颗，小葱适量，草果1个，黄酒4汤勺，食盐适量。

做法：

1. 将排骨剁成约为两指宽的段，洗净后冷水下锅，煮出血沫后关火，用热水将排骨上残留血沫冲洗干净；

2. 将焯干净的排骨、红枣、草果、葱一起放入砂锅里，倒入热水至没过所有食材，再加入黄酒。大火烧开后，改为小火煮约1小时；

3. 将洗净泡发的黄花菜加入砂锅，再煮约半小时后加盐调味即可食用。

营养点评：此方中黄花菜具清热祛火利尿，利于排出身体中多余的有害物质，以达到排毒养颜效果；排骨可增加营养。

食谱二　木耳炒黄花菜

食材：黄花菜300克，水木耳30克，猪肉少许，色拉油、食盐、酱油各适量，香葱、生姜少许。

做法：

1. 用温水将木耳泡发，去掉黄花菜的梗，将葱、姜切末，猪肉切片；

2. 锅中放水烧70℃时将黄花菜放入，稍焯一下去除毒性；

3. 将黄花菜放入凉开水中浸泡2小时，木耳去蒂后，撕成小块备用；猪肉加少许酱油腌制一会；

4. 锅中烧热油，放入葱、姜末，炒香后加肉丝继续炒至变色，加入木耳翻炒一会，放入鲜黄花菜，同时加少许的酱油翻炒，至八成熟时加食盐继续翻炒1分钟左右即可出锅。

营养点评：木耳味道鲜美，营养丰富，与黄花菜搭配可养血驻颜，令人肌肤红润、容光焕发。

食谱三　凉拌黄花菜

食材：黄花菜500克，食盐3克，香油8克，小葱3克，辣椒油3克。

做法：

1. 将干黄花菜放入水中仔细清洗后捞出待用；
2. 锅加水烧沸，下入黄花菜稍焯去除毒性后，装入碗中；
3. 黄花菜内加入香油、食盐、辣椒油、小葱一起拌匀即可。

营养点评：此菜滋味清凉爽口，有助炎炎夏日开胃进食。

芒种：雨水多　宜清淡　祛暑湿

芒种是二十四节气中的第9个节气，一般是在每年的6月5~7日。芒种字面的意思是"有芒的麦子快收，有芒的稻子可种"。《月令七十二侯集解》："五月节，谓有芒之种谷可稼种矣。"意指大麦、小麦等有芒作物种子已经成熟，抢收时间十分急迫。中国长江中下游地区将进入多雨的黄梅时节。

黄梅时节　暑易入心　湿热多

芒种时节，气温逐渐升高，天气转热，"暑易入心"。因此，值此时节，人们要加强对心脏的保养，尤其是老年人要有意识地进行精神调养，保持神清气和、心情愉快的状态，切忌大悲大喜，恼怒忧郁，以免伤心、伤身、伤神。

芒种过后的中午，气温较高，空气中的湿度增加，人们会有一种蒸气在空气中弥漫的感觉。在湿热的环境中，人们很容易疲倦、委靡不振，此节气养生保健重在除湿。由于湿度开始增加，芒种时节，人们特别容易困倦，所以，健康人群应注意避免烦恼和忧郁的情绪，这样机体气机得以宣畅，通泄得以自如。另外要注意水分的补充，因为天气炎热，人体容易出汗，及时补充水分才能让机体处于一个平衡状态，防病于未然。中午要适当的午睡，将有利于健康。应定时通风换气，每天至少要到户外活动1~2小时。衣衫要勤洗勤换。

饮食调养八字诀：清淡为主、防暑清热

饮食调养方面，唐朝的孙思邈提倡人们"常宜轻清甜淡之物，大小麦曲，粳米为佳"，又说"善养生者常须少食肉，多食饭"。在强调饮食清补的同时，告诫人们食勿过咸、过甜。夏季人体新陈代谢旺盛，汗易外泄、耗气伤津之时，宜多吃能祛暑益气、生津止渴的饮食。

芒种节气要注意清热。夏季暑湿之毒会影响人体健康，吃些凉性蔬菜有利于生津止渴，除烦解暑，清热泻火，排毒通便，如苦瓜、黄瓜、番茄、茄子、芹菜、生菜、芦笋等均是上乘之选。另外，夏季是疾病尤其是肠道疾病多发季节，多吃些大蒜、洋葱、韭菜、大葱、香葱等"杀菌"蔬菜可预防疾病。水果如西瓜、西红柿、梨等均可。食品类多食稀饭与面食类，如绿豆粥等。

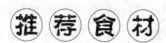

推荐食材

扁豆　健脾　化湿　防困倦

芒种过后雨水增多，气温也进一步升高，此时湿气入体容易让人感到体乏困倦。要恢复精神应当首先祛除体内的多余湿气，扁豆则是不错的选择。

扁豆的食疗功效：可健脾、化湿

中医认为，扁豆味甘，入脾、胃经；主治脾虚有湿、体倦乏力、少食便溏、水肿。《药品化义》提到扁豆，味甘性平而不甜，气清香而不窜，性温和而色微黄，与脾性最合。扁豆是一味补脾而不滋腻，除湿而不燥烈的健脾化湿良药。

从现代营养学角度来说，扁豆的营养成分相当丰富，包括蛋白质、脂肪、糖类、钙、磷、铁及食物纤维、胡萝卜素、维生素 B_1、维生素 B_2、维生素C和氰苷、酪氨酸酶等，扁豆衣的B族维生素含量特别丰富。此外，

还有磷脂、蔗糖、葡萄糖。扁豆中还含有一种蛋白质类物质，可增加脱氧核糖核酸和核糖核酸的合成，抑制免疫反应和白细胞与淋巴细胞的移动，故能激活肿瘤患者的淋巴细胞产生淋巴毒素，对肌体细胞有非特异性的伤害作用，故有显著的消退肿瘤的作用。肿瘤患者宜常吃扁豆，有一定的辅助食疗功效。

选购扁豆的技巧

扁豆品种较多，多以嫩豆荚供食用，只有红荚种（猪血扁等）可豆荚、豆子兼用，鼓粒的口感也好，香味丰富。青豆荚种以及青荚红边种豆，则以嫩豆荚口感更好，不可购买鼓粒的。

需要特别注意的是扁豆，特别是不经过霜打的鲜扁豆，含有大量和皂苷和血凝素。食用时若没有熟透，则会发生中毒。为防止这种现象发生，扁豆食前可用沸水焯透或热油煸，直至变色熟透，方可安全食用。

哪些人不宜吃扁豆

一般人群都可食用，尤其适合脾虚便溏、饮食减少者和癌症患者人食用。但患疟疾的患者不可食用。

养生食谱

扁豆可带荚炒熟食用，也可取出种子炒熟食用或煮汤，还可将种子磨粉后制作点心。

食谱一　扁豆瘦肉汤

食材：扁豆100克，橘子皮1/4个，猪瘦肉400克，食盐、生姜各适量。

做法：

1.把猪肉切块洗净，橘子皮剥出，生姜切片；

2.把食材一同放进煲内，加入清水，先用大火煲沸后，改用小火煲60～90分钟，加入适量食盐即可。

营养点评：此汤可清热祛湿、解脾虚湿困。

食谱二　扁豆焖面

食材： 扁豆250克，面条250克，肉片75克，葱花、姜丝各适量，蒜粒1小勺，酱油2大勺，食盐、味精、食用油各适量。

做法：

1. 扁豆两头去筋、掰两节，面条切成长约10厘米的段；

2. 烧热3勺油，爆香葱花、姜丝后放入肉片，炒至肉片发白倒入酱油，酱油汁沸腾后放入扁豆，翻炒至扁豆呈翠绿色，加水（略低于扁豆）；

3. 开锅后，把面条均匀、松散地码在扁豆上，盖上锅盖，调小火焖几分钟，打开锅盖从锅边看一下扁豆的熟烂程度和汤汁的多少。当汤汁剩少许，扁豆熟软时关火，放入食盐、味精、蒜粒，用筷子拌匀即可。

营养点评： 焖面可在夏日炎热无食欲时促进食欲，供给身体足够的能量。

食谱三　扁豆糕

食材： 扁豆500克，绵白糖375克，豆沙200克，食用红色素（或红糖）少许。

做法：

1. 将扁豆洗净，用沸水浸泡10分钟，待皮软后去掉皮，放入大碗内，加满清水，滴上几滴碱水，入笼蒸至酥烂，取出冷却后用网筛擦成泥，包进白布压干水分，扁豆即成粉泥，可放入冰箱冷藏约30分钟；

2. 取一半绵白糖用食用色素染红，无食用色素可使用红糖，但需将红糖磨成粉状；

3. 扁豆泥两面用布夹住，按成长33厘米、宽20厘米的长薄片，平放在案板上，去掉白布，用刀对切成两块，一块铺上豆沙，要铺得均匀，再将另一块扁豆泥盖上，然后在上面铺上红糖，最后铺上白糖撒平，即形成5层，吃时切成菱形块即可。

营养点评： 此点心层次分明，清凉香甜，柔嫩可口，是夏季佳品。

西瓜皮　降心火 利小便

夏季属火，火对应心，因此夏季非常容易心火旺盛，西瓜皮虽大多数时候看起来都是应该丢弃的东西，但实际上，西瓜皮也是养生解暑的宝物。

西瓜皮的食疗功效：可降心火、利小便

中医称西瓜皮为"西瓜翠衣"，是清热解暑、生津止渴的良药，为葫芦科植物西瓜的外层果皮。果皮含蜡质及糖，果肉含瓜氨酸、甜菜碱、苹果酸、果糖、葡萄糖、蔗糖、番茄红素、维生素C等。性凉，味甘。可清暑解热，止渴，利小便。用于暑热烦渴、小便短赤、水肿、口舌生疮。西瓜皮有消暑去火的能力，比西瓜肉的作用还强，但寒气又没有瓜肉重，含糖量也没有瓜肉多，真可谓是随手可得的千金方。

西瓜皮中所含的瓜氨酸能增进大鼠肝中的尿素形成，从而具有利尿作用，可以用以治疗肾炎水肿、肝病引起的黄疸及糖尿病。此外还有解热、促进伤口愈合以及促进人体皮肤新陈代谢的功效。

选购和保存西瓜皮的技巧

西瓜皮以外皮青绿，以内皮近白色，无杂质者为佳。夏季收集西瓜皮，可削去内层柔软部分后洗净、晒干、储藏。但也有将西瓜皮外面青皮剥去，仅取其中间部分进行储藏的。

哪些人不宜吃西瓜皮

中寒湿盛者忌用。

养生食谱

西瓜皮可榨汁、熬粥、煲汤，清香味美，清热除燥湿。

食谱一　西瓜排骨汤

食材：西瓜皮1个，猪排骨200克，食盐适量。

做法：

1.西瓜皮洗净，削去外面绿色的硬皮，切块成丁待用；

2.排骨洗净，飞水后捞出放入锅中，加入清水没过排骨，用大火煮沸后，加入切好的西瓜皮，再用小火煮10分钟后，加少许食盐调味，即可食用，每天1次。

营养点评：此汤可治暑温、中暑、口舌溃疡。

食谱二　西瓜翠衣茶

食材：西瓜皮少许，开水。

做法：

1.将西瓜皮洗净，中部青白色部分去掉，将青皮部分取出后切成细丝；

2.将西瓜皮放入茶杯中，滚水泡开即可饮用。

营养点评：此茶清甜鲜美，较之一般的茶叶更加清爽，适合夏季消暑开胃。

食谱三　翠皮里脊丝

食材：西瓜皮200克，里脊肉100克，蛋清1个，料酒、食盐、湿淀粉各适量。

做法：

1.将新鲜西瓜皮削去青皮，切成丝，加少量食盐拌匀，腌片刻后挤去盐水；

2.里脊肉切细丝，放入碗中，加料酒、食盐、蛋清、湿淀粉拌和上浆；

3.炒锅放油，将油烧至六成热时下肉丝，待肉丝发白时捞出沥油；

4.原锅留余油加少量清汤烧开，放入西瓜皮丝和肉丝颠锅翻几下，用湿淀粉勾芡出锅即可。

营养点评：此道菜肉质鲜美，留有瓜皮清新味道，有助夏季开胃。

茄子　清热解毒 散血消肿

营养丰富，荤素皆宜，无论如何烹调都有其别具一格的风味，兼之茄子寒凉，因此夏季食用茄子是极好的选择。

茄子的食疗功效：可清热解毒

茄子又称茄瓜、昆仑瓜，肉质鲜嫩、细腻味美，且营养丰富，是大众化的蔬菜之一。中医学认为，茄子属于寒凉性质的食物。所以夏天食用，有助于清热解暑，对于容易长痱子、生疮疖的人尤为适宜。茄子能散血、消肿、宽肠，所以大便干结、痔疮出血以及患湿热黄疸的人，多吃些茄子对治疗也有帮助，可以选用紫茄子同大米煮粥吃。把带蒂茄子焙干，研成细末，常作外用。茄子可说是一个多功能的养生蔬菜。

从现代营养学观点来说，茄子的营养丰富，含有蛋白质、脂肪、糖类、各种维生素以及钙、磷、铁等多种营养成分。特别是烟酸的含量很高，每100克中即含烟酸750毫克，这是许多蔬菜水果望尘莫及的。烟酸能使血管壁保持弹性和生理功能，防止硬化和破裂。所以经常吃些茄子，有助于防治高血压、冠心病、动脉硬化和出血性紫癜。

选购茄子的技巧

看颜色。茄子最重要的营养价值在于含有特别丰富的生物类黄酮，而类黄酮存在最多的部位是有色表皮和果肉结合的地方。因此，深紫色或黑色的茄子才是保健的上品，白茄子是最差的，选购的时候应当以深色为佳。

看外观。茄子应选果形均匀周正，无裂口、腐烂、斑点者；外观亮泽表示新鲜程度高，表皮皱缩、光泽黯淡说明已经不新鲜了。

判断茄子老嫩有一个可靠的方法就是看茄子的"眼睛"大小。在茄子的萼片与果实连接的地方，有白色略带淡绿色的带状环，这就是茄子的"眼睛"。"眼睛"越大，表示茄子越嫩；"眼睛"越小，表示茄子越老。另外，嫩茄子颜色乌黑，皮薄肉松，籽肉不易分离，比较轻，手握有黏滞感；而老茄子颜色光亮光滑，皮厚而紧，籽肉容易分离，比较重，手握感觉发硬。

哪些人不宜吃茄子

消化不良、容易腹泻的人不宜多吃。

养生食谱

茄子的吃法有多种，既可炒、烧、蒸、煮，也可油炸、凉拌、做汤，不论荤素都能烹调出美味的菜肴。

食谱一　清蒸茄子

食材：紫皮茄子2个，食盐、食用油各适量。

做法：

1. 把茄子洗净切开放入碗内；

2. 加食用油、食用盐少许，隔水蒸1小时至熟即可食用。

营养点评：此菜有清热、消肿、止痛功效，适用于高血压、痔疮、便秘等症。

食谱二　鱼香茄子

食材：茄子2个，小葱25克，大蒜3瓣，生姜10克，泡红辣椒25克，食盐、白砂糖、食醋、酱油、肉汤、淀粉、食用油各适量。

做法：

1. 茄子洗净去蒂，切成长条形或者滚刀块，葱、姜、蒜、泡红辣椒切末，食盐、白砂糖、食醋、酱油、肉汤、淀粉调匀兑成芡汁待用；

2. 锅中不放油，将茄子条放入锅中用中火翻炒，炒到茄子变软，盛出待用；

3. 锅烧热放入油，放入泡红辣椒末炒香，炒出红油后放入葱末、蒜末、姜末一起炒至出香味；

4. 放入茄子条炒匀，再倒入芡汁炒匀即可。

营养点评：此菜为最常见家常菜，香气宜人，又可清热解毒，夏季可多吃。

食谱三　鲜香紫茄

食材：紫皮茄子300克，大蒜4瓣，香油、甜面酱、食盐各适量。
做法：
1. 将茄子洗净，带皮切成块状，放入沸水中氽一下，捞出沥干水；
2. 把大蒜洗净捣成茸，放入茄子中，另放入食盐、甜面酱、香油拌匀即可食用。

营养点评：此菜为凉拌菜，适宜夏季食用，清爽开胃，营养丰富。

冬瓜　解渴消暑　降火祛燥

民间有句俗语，叫做"夏季常吃瓜，郎中不找，中药不抓"。夏天是多种瓜类上市的季节，这个时候多吃冬瓜，可以解渴消暑、降火祛燥，而且还有食疗作用。

冬瓜的食疗功效：可解渴消暑、降火祛燥

夏天是多种瓜类上市的季节，这个时候多吃冬瓜，可以解渴消暑，降火去燥，而且还有不少食疗作用。中医认为，冬瓜性凉、味甘淡，入肺、大肠、膀胱经，有清热解暑、降暑解火，是非常好的消暑圣品。

而且，冬瓜的寒凉之性不像苦瓜、白萝卜那么强，就算是孕妇也不必特别忌口。有痛风、高血压、心脏病、肝病以及脚气水肿的患者，都可能有腹水、小便不顺畅的困扰，可将冬瓜煮水后食用，有助于利尿、消水肿。煮冬瓜汤时，可别急着去皮、去籽，最好把冬瓜皮洗净，连皮带籽入锅煮汤，待熟后，再除去冬瓜皮跟冬瓜籽，可以增强利尿效果。

选购冬瓜的技巧

在蔬菜市场上冬瓜分为青皮、黑皮和白皮3个类型。黑皮冬瓜肉厚，可食率高；白皮冬瓜肉薄，质松，易入味；青皮冬瓜则介于两者之间。选购应以黑皮冬瓜为佳，这种冬瓜果形如炮弹（长棒形），瓜条匀称、无热斑（日光的伤斑）的为佳。长棒形的肉厚，瓤少，故可食率较高。在买冬瓜的时候，可以用手指按压冬瓜果肉，挑选肉质致密的买，因为这种冬瓜

口感比较好；肉质松软的煮熟后口感很差。

哪些人不宜吃冬瓜

虽然冬瓜的寒性不算强，但胃寒、经常腹泻的人还是不宜多吃，另外久病与阳虚体寒者应忌食。

养生食谱

冬瓜可用于炖汤、煨食、捣成汁饮用等。

食谱一　老冬瓜荷叶汤

食材： 老冬瓜500克，鲜荷叶1/4块，食盐适量。

做法：

1. 将荷叶洗净、撕成碎片，冬瓜洗净、去蒂、切成片；

2. 将荷叶片、冬瓜片一起放入锅中，加清水适量共煮成汤，烧沸后去除荷叶，加食盐调味即可；

3. 饮汤食瓜，每天2次。

营养点评： 此汤不但解渴消暑、利尿，还可使人少生疔疮。久食还可保持皮肤洁白如玉，形体健美。

食谱二　冬瓜鲤鱼汤

食材： 鲤鱼肉500克，冬瓜500克，料酒、葱、姜、胡椒粉、食盐、食用油各适量。

做法：

1. 将鱼肉去腥线、内脏，洗净切成块，加料酒、食盐腌渍15分钟，冬瓜切片；

2. 用小火加油爆香姜片、葱花，将鱼煎黄后加适量清水，小火焖25分钟，加入冬瓜片，调成大火煮6~10分钟，看到冬瓜透明后，撒上胡椒粉即可饮汤。

营养点评：天气闷热潮湿，适当喝些鲤鱼汤，有助于祛湿开胃、利水消肿。

食谱三　陈皮冬瓜老鸭汤

食材：陈皮少许，冬瓜500克，薏米50克，老鸭半只，生姜、食盐少许。

做法：

1. 把老鸭去脏杂、尾部，切块，陈皮、薏米浸泡2小时，冬瓜连皮切厚块，生姜切片；

2. 把老鸭、陈皮、薏米、生姜下瓦煲，加清水没过，大火滚沸后改小火滚约90分钟，调食盐即可。

营养点评：此汤滋阴消暑、降火祛燥，是非常好的消暑圣品。

夏至：清心解暑　健脾养胃

每年的6月21日或22日，为夏至日。夏至这天，太阳直射地面的位置到达一年的最北端，是北半球一年中白昼最长的一天。夏至这天虽然白昼最长，太阳角度最高，但并不是一年中天气最热的时候。夏至前后雨水较多，其气候特点可概括为"湿热"和"暑热"。

天气炎热　雨水多　暑湿重

夏至前后雨水较多，由于天气的原因，这时候大多数人会出现全身困倦乏力、头痛头晕的症状，严重时可影响日常生活和工作。人们常常感觉食欲不振、胸脘痞闷、口苦黏腻、神疲乏力、头昏脑涨、心悸短气、小便短赤等。因此这个时节，除了注意消暑解渴外，情绪上应该尽量平静，不应大悲大喜，饮食上还是要尽量清淡，少食用煎炒油炸的食物。同时注意睡眠，做到早睡早起，适当午休。

由于夏至后气候炎热，出汗较多，故运动强度不宜太大，时间不宜太长。若剧烈运动，容易出现大汗淋漓，汗泄太多，不但伤阴气，也会损阳气。在运动锻炼过程中，出汗过多时，可适当饮用淡盐水、绿豆糖水或吃些西瓜等。运动后虽然很热很渴，仍然强调节制冷食冷饮，如各种碳酸饮料、汽水、冷冻过的瓜果等，冷食冷饮容易损伤脾胃、影响食欲，甚至引起胃肠功能紊乱等症状。此外，还要强调的是，刚运动后不能立即用冷水洗头、淋浴，否则会引起寒湿痹证、头痛等多种疾病。

饮食九字诀：宜清淡、慎冷食、助养阳

由于夏季带来的一系列食欲变化，相应的饮食应有所调整，如宜清淡、不宜肥甘厚味，因为厚味肥腻容易化热生风，引起疔疮，这时也不可过度地吃热性的食物，以免引起上火。而对于冷冻的蔬果则应适可而止，过度的进食会损伤脾胃，甚至吐泻。

另外，对于上火的人，在饮食方面也要注意，如口腔溃疡则不宜吃西瓜，否则会越来越严重。而绿豆汤、乌梅小豆汤、凉茶之类的解渴消暑食品，从养生保健的角度来看，可以适当饮用，但不适宜冰镇食用。

注意清心解暑、健脾养胃，还建议早、晚喝点粥，既能生津止渴，又能补养身体，助阳气，符合"春夏养阳"的养生原则。不少人夏天习惯喝绿豆糖水，但实际上绿豆性寒，寒湿类体质的人不宜多吃。

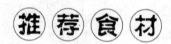

❀绿豆　清热解毒　消暑❀

说到夏季，印象最深刻的甜品除却酸梅汤，当属绿豆汤了。熬一锅绿豆汤冰镇后喝下，那种瞬间的畅快是大多数人夏日青睐绿豆的理由。

绿豆的食疗功效：可清热解毒、消暑

绿豆又名青小豆，因其颜色青绿而得名，是一味药食两用的家庭常备之品，外敷清热解毒多用生绿豆，内服多熬汤饮用。中医认为，绿豆有"食中佳品，济世食谷"之美称。绿豆亦食亦药，可用清热解毒、消暑、利水，治暑热烦渴、水肿等。

盛夏酷暑，人们喝些绿豆粥，甘凉可口，防暑消热。小孩因天热起痱

子，用绿豆和鲜荷叶服用，效果更好。若用绿豆、赤小豆、黑豆煎汤，既可治疗暑天小儿消化不良，又可治疗小儿皮肤病及麻疹。常食绿豆，对高血压、动脉硬化、糖尿病、肾炎有较好的治疗辅助作用。此外绿豆还可以作为外用药，嚼烂后外敷治疗疮疖和皮肤湿疹。如果得了痤疮（俗称青春痘），可以把绿豆研成细末，煮成糊状，在就寝前洗净患部后，涂抹在患处。"绿豆衣"能清热解毒，还有消肿、散翳明目等作用。

选购绿豆的技巧

在挑选绿豆时，要注意挑选无霉烂、无虫口、无变质的绿豆，大小匀称，无杂质、虫眼的绿豆为优质绿豆。新鲜的绿豆应是鲜绿色的，老的绿豆颜色会发黄。另外还要看绿豆是否被污染，无污染的绿豆没皱纹，无刺激性的化学气味。买回来的绿豆，可以先把绿豆放到太阳下晒一个下午，然后用塑料袋装起来，再在塑料袋里放几瓣大蒜。这样就不会长虫了。

哪些人不宜吃绿豆

绿豆性寒凉，素体阳虚、脾胃虚寒、泄泻者慎食。

养生食谱

绿豆可熬粥、煮汤，豆皮可用于制作豆饼、豆馅，都是可口之物。

食谱一　绿豆百合粥

食材： 绿豆120克，干百合10克，大米10克，冰糖适量。

做法：

1.把绿豆洗净去杂质，百合洗净泡水待用，大米淘洗干净；

2.把绿豆、大米放入锅内，加水，用大火烧开，加入百合，用小火炖1小时，加入冰糖溶解即可。

营养点评： 此粥减轻皮肤瘙痒、长痱子等症状。

食谱二　绿豆薏米粥

食材：绿豆120克，薏米10克，蜂蜜适量。

做法：

1. 将薏米与绿豆浸泡3小时左右；

2. 放入锅中，加水，用大火煮开再用小火煮2小时，煮的时候要边搅拌，等冷却到室温后，加入蜂蜜即可。

营养点评：此粥能增强清热利湿的作用，进而消暑降温。

食谱三　绿豆南瓜汤

食材：绿豆200克，南瓜300克，水适量。

做法：

1. 绿豆洗净后用水泡半小时，锅中加入适量水，将泡后的绿豆沥干水分倒入锅内，开火煮绿豆；

2. 南瓜削皮、去瓤、洗净，切成2厘米左右的小块；

3. 待绿豆煮到开花，倒入洗净切好的南瓜块，改中火煮，煮到南瓜变软即可关火盛起食用。

营养点评：此汤补中益气、清热解毒，有效缓解夏日因胃口不好而导致的营养不良。

苦瓜　降火　排毒　去脂

苦瓜虽貌不惊人，口感稍苦，但却因为可以清热解暑、消脂除烦、健脾开胃，在夏天深受大家的喜爱。

苦瓜的食疗功效：可降火、排毒、去脂

苦瓜，又叫锦荔枝、癞葡萄、凉瓜、癞瓜。《本草纲目》称其有"清邪热，解劳乏，清心明目，益气壮阳之功"。中医认为，苦瓜味苦、性寒，入心、脾、肺经，具有清热祛暑、明目解毒、降压、降糖、利尿凉血、解劳清心、益气壮阳之功效。主治中暑、暑热烦渴、暑疖、痱子过多、目赤肿痛、痈肿丹毒、烧伤、烫伤、少尿等病症。

苦瓜不但富含膳食纤维，能延缓食物中糖类的吸收，而且维生素C含量也居瓜类之首。此外，胡萝卜素、维生素B_2与钙、铁、磷等矿物质的含量也很丰富。苦瓜不但能清热解暑，还是辅助降糖的"明星蔬菜"，很适合糖尿病患者在夏季食用。苦瓜还含有一种蛋白脂类物质，具有刺激和增强动物体内免疫细胞吞食癌细胞的能力，它可同生物碱中的奎宁一起在体内发挥抗癌的作用。

▌选购苦瓜的技巧

　　在购买苦瓜时，要挑瓜身上的颗粒大、果形直立的苦瓜。苦瓜身上的颗粒越大、越饱满，表示瓜肉越厚；颗粒小，则表示瓜肉较薄。从颜色上来看，颜色洁白、漂亮的苦瓜往往比较新鲜；而如果出现黄化，则表示它已经过熟，果肉也不再脆，失去了苦瓜应有的口感。表面出现损伤的苦瓜也不要购买。

▌哪些人不宜吃苦瓜

　　苦瓜苦寒，脾胃虚寒者肠胃耐受不了这种苦寒，吃了容易脾胃受凉拉肚子。且苦瓜性收敛，容易使血行减慢，所以经期的女性也不宜多吃苦瓜。另外，苦瓜中一种叫"苦瓜素"的成分会使子宫收缩，因此孕妇也要少吃。

▌养生食谱

　　苦瓜可用于凉拌、炒菜、煎汤等；外用还可治痱子等。

食谱一　凉拌苦瓜

　　食材： 苦瓜1根，大红椒1个，大葱半根，蒜末、白砂糖、生抽、食盐、醋、香油、花椒油各适量。

　　做法：

　　1.将苦瓜洗净后刨成4瓣，用刀片去掉瓜瓤和苦瓜的白色部分，剩下的部分斜刀切成细丝；

　　2.大红椒、大葱切丝后放入清水浸泡使其弯曲，将蒜末、生抽、白砂糖、食盐、醋、香油混合均匀备用；

3. 锅内放水，水开后放入一小勺食盐，把苦瓜丝焯烫约15秒后捞出，立刻用冷水冲凉后沥干水分；

4. 将苦瓜丝放入盘中，上面放上红椒丝和葱丝，淋上调好的汁拌匀后即可。

营养点评：此菜可清热解毒、治内热引起的牙龈肿痛。

食谱二　苦瓜皮蛋鲫鱼汤

食材：苦瓜1条，皮蛋1个，鲫鱼1条，生姜、食盐少许。

做法：

1. 苦瓜洗净切开，挖去瓢和籽，切块，皮蛋洗净去壳、切块待用；

2. 洗净宰好的鲫鱼，刮净腹内黑膜，沥干水分；

3. 热锅中放两汤匙油，下鲫鱼两面煎至微黄，倒入6碗水和姜片煮沸，转中火煲20分钟，下苦瓜和皮蛋煮沸10分钟，放入食盐调味即可。

营养点评：此汤可清热解暑、明目解毒、健脾利水。

食谱三　西红柿拌苦瓜

食材：苦瓜1根，西红柿1个，绵白糖适量。

做法：

1. 将苦瓜和西红柿洗净后放入淡盐水中泡半小时，然后用小勺将苦瓜内的白瓢全部挖去，去得越干净苦味就越淡；

2. 再次洗净后将苦瓜切成薄片，西红柿洗净剥皮，然后将西红柿切成条状；

3. 将苦瓜片、西红柿条放入碗中，加入一大勺的绵白糖，拌匀即可食用。

营养点评：西红柿与苦瓜凉拌清爽可口，解暑下火。

猪血　补血养心　清毒利肠

猪血是一道物美价廉的食物，然而它的营养价值却不低，可补血养心、镇惊止血。主治头风眩晕，还可清毒利肠。

猪血的食疗功效：可补血养心、清毒利肠

猪血也叫液体肉、血豆腐、血花，《日华子本草》里写道，猪血"生血，疗奔豚气"。中医认为猪血性平、味咸，归心、肝二经，可补血养心、镇惊止血。主治头风眩晕等，还有解毒清肠、补血美容的功效。医书记载猪血"性味咸平，治头痛眩晕、中腹胀满、肠胃嘈杂、宫颈糜烂"，具有多种食疗用途。

猪血的营养十分丰富，素有"液态肉"之称。据测定：每100克猪血含蛋白质16克，高于牛肉、瘦猪肉蛋白质的含量，而且容易消化吸收。猪血蛋白质所含的氨基酸比例与人体中氨基酸的比例接近，非常容易被机体利用，猪血的蛋白质在动物食物中最容易被消化、吸收。猪血含铁非常丰富，每100克含铁高达45毫克，比猪肝高两倍，比鸡蛋高18倍，比瘦肉高20倍。且猪血中的铁离子和人体内铁离子的化合价相同，摄入后更易为人体吸收利用，其铁吸收率可高达22%以上。铁是造血所需的重要元素，铁元素缺乏将使人患上缺铁性贫血。

选购猪血的技巧

看颜色，一般应呈暗红色，假猪血则由于添加了血红色素等，颜色十分鲜艳；用手摸，应较硬、易碎，假猪血由于添加了甲醛等化学物质，柔韧且不易破碎；看切面，切开猪血块后，切面应粗糙，有不规则小孔，假猪血切面光滑平整，看不到气孔；闻气味，有淡淡腥味，如果闻不到腥味，则是假猪血。

哪些人不宜吃猪血

高胆固醇血症、肝病、高血压、冠心病患者应少食；患有上消化道出血时忌食。

养生食谱

猪血用来做汤、凉拌、炒菜均有不错的滋味，同时可补铁、补血。

食谱一　剁椒猪血

食材：猪血200克，木耳5~8朵，青椒2个，大蒜、食油、辣椒酱、食盐各适量。

做法：

1. 把青椒切小丁，用食盐腌30分钟，蒜切成碎末，木耳切丁待用；

2. 猪血除去少数黏附着的猪毛及杂质，然后放开水稍微烫一下即捞出切丁待用；

3. 把锅烧热，放油温热后，放入蒜末和辣椒酱爆香，再放腌好的青椒，炒出香味；

4. 放入猪血、木耳煸炒，炒熟即可。

营养点评：此菜可养心补血、清毒止血。

食谱二　猪血酸辣汤

食材：猪血100克，鸡蛋1个，水淀粉、香葱、胡椒粉、白醋各适量，酸辣汤调味包1包。

做法：

1. 将猪血切成细条，倒入开水中汆烫片刻，过凉水洗净待用；

2. 将锅内放入清水，倒入酸辣汤调味包，加入猪血煮开；

3. 倒入3勺左右的水淀粉勾芡，将鸡蛋打散后淋入汤中；

4. 撒点胡椒粉，淋白醋，放入香葱段后即可出锅。

营养点评：此汤酸辣开胃、补血养颜。

菜谱二　猪血腐竹粥

食材：大米50克，糯米25克，猪血1块，红枣干1把，腐竹1根，干贝1把，食盐、麻油、胡椒粉、小葱、水各适量。

做法：

1.红枣和腐竹事先浸泡洗净备用，干贝切丁清洗干净备用；

2.米和糯米按2：1比例混合，淘洗干净后，放入砂锅中，加清水，放入少许食盐和麻油，浸泡1小时，然后开火煮粥；

3.猪血和腐竹切小块，烧开一壶滚开的水，将腐竹汆烫一下，等锅中米粥烧开后，将控干水的腐竹和红枣一起放入砂锅中，转小火慢慢熬煮；

4.将猪血也用开水汆烫，然后放入清水中浸泡，等到锅中的粥熬到黏稠软糯时，将猪血放入，最后将干贝放入小火5分钟后加入少许胡椒粉和葱花即可。

营养点评： 此粥营养丰富，夏季食欲不振之时食用最佳。

乌梅 解渴 抗衰老 防便秘

酸梅汤是炎炎夏季最受欢迎的一道饮品，说到酸梅汤必须想到制作酸梅汤的原料乌梅，是防衰老防止便秘的上好之物。

乌梅的食疗功效：可解渴、抗衰老、防便秘

到了夏季三伏天，能喝上冰凉的酸梅汤可谓是神清气爽，而酸梅汤里有个很重要的食材，就是乌梅。

乌梅别名酸梅、黄仔、合汉梅、干枝梅，是青梅经过加工后的中药材之一。中医认为，乌梅味酸、涩，性平，归肝、脾、肺、大肠经。主治肺虚久咳、久痢滑肠、虚热消渴。《本草纲目》记载："梅实采半黄者，以烟熏之为乌梅。"营养学认为，乌梅含钾多而含钠较少，需要长期服用排钾利尿药者宜食之；乌梅含儿茶酸能促进肠蠕动，因此便秘之人宜食。

乌梅干中所含的柠檬酸，在体内能量转换中可使葡萄糖的效力增加10倍，以释放更多的能量消除疲劳；乌梅可使放射性^{90}Sr尽快排出体外，以达到抗辐射的目的；乌梅能促进皮肤细胞新陈代谢，有美肌美发效果；乌梅有促进激素分泌物活性，从而达到抗衰老的作用；乌梅还有增加食欲，促进消化，刺激唾液腺、胃腺分泌消化液的作用。

选购乌梅的技巧

乌梅市场混乱，质量较次的乌梅核果不呈乌黑色，而呈现棕红色；肉薄、酸味弱。它们虽然在品种上没有问题，但其因内在质量达不到药用标准，在治疗疾病时也就发挥不了最佳疗效。另外还需注意以杏、桃、李来鱼目混珠的伪"乌梅"。

哪些人不宜吃乌梅

感冒发热，咳嗽多痰，胸膈痞闷、细菌性痢疾、肠炎的初期忌食乌梅。妇女正常月经期以及孕妇、产前、产后忌食。

养生食谱

乌梅的酸味可刺激唾液分泌，生津止渴，用来做酸甜饮品是最适合不过。

食谱一　自制酸梅汤

食材：乌梅5颗，山楂干10克，玫瑰果3颗，冰糖适量。

做法：

1. 把乌梅、玫瑰果、山楂干洗净；

2. 锅中加清水，放入乌梅、玫瑰果、山楂干，用大火烧开，转小火煮20分钟，根据口味加入冰糖；

3. 把汤汁晾凉，捞出材料，将汁放入一大水壶，置于冰箱冷藏4小时以上即可饮用。

营养点评：酸梅汤消食合中，行气散瘀，生津止渴，收敛肺气，除烦安神，常饮可祛病除疾、保健强身。

食谱二　玫瑰乌梅菊花茶

食材：玫瑰花3朵，菊花3朵，乌梅5颗，冰糖、水各适量。

做法：

将材料备好后，先用热水简单冲洗干净，再用开水冲泡即可。

营养点评：此茶集合玫瑰花、菊花及乌梅，可清火解毒，消解便秘。

食谱三　乌梅冰沙

食材：乌梅300克，水150毫升，白砂糖50克。

做法：

1. 将白砂糖与水混合用小火煮至白砂糖溶化，晾在一旁备用；

2. 将乌梅洗净去核，放入搅拌机中打成汁；

3. 将乌梅汁与晾凉的糖水混合均匀后倒入容器放进冰箱冷冻，每隔半小时左右搅拌一次，直至容器中无液体；

4. 取出即可食用。

营养点评：此甜点酸甜爽口，清凉解暑，是十分适宜的夏日冰品。

小暑：祛湿热　养心　防腹泻

每年7月7日或8日，太阳到达黄经105度时为小暑。暑，表示炎热的意思，小暑为小热，还不十分热，意指天气开始炎热，但还没到最热。小暑的标志是入伏、多暴雨。

小热暴雨多　防胃肠道疾病

民间有"小暑大暑，上蒸下煮"之说，节气歌谣曰"小暑不算热，大暑三伏天"。这时正是人体阳气最旺盛之际，出汗多，消耗大，再加之劳累，更应注重养生之道。

由于小暑时节气温高，湿度大，天气闷热，气压低，患有心肌炎后遗症的人易出现心律变缓、胸闷气短等症状。特别要注意早睡早起，避免熬夜。

饮食调养八字诀：祛湿热、养心、防腹泻

小暑意味着入伏，民间向来就有"头伏饺子，二伏面，三伏烙饼摊鸡蛋"的说法，应多吃些清凉消暑的食物，清热、祛湿就是此时饮食方面应

注意的主题。

多吃瓜果解暑：瓜果汁多味甜，不仅生津止渴，也能清热解暑。丝瓜、香瓜、黄瓜都有很好的清热解暑作用。

吃酸味食物：夏季出汗多而最易丢失津液，故需适当吃酸味食物，如番茄、柠檬、草莓、乌梅、葡萄、山楂、菠萝、芒果、猕猴桃之类，它们的酸味能敛汗、止泻、祛湿，可预防流汗过多而耗气伤阴，又能生津解渴、健胃消食。

防腹泻：这一时节，也是消化道疾病的多发季节。我们饮食应以适量为宜，要改变饮食不节、饮食不洁、饮食偏嗜的不良习惯，小心厌食、吐泻等食伤脾胃之病。蔬菜应多食绿叶菜及苦瓜、丝瓜、南瓜、黄瓜等。而且不要食用过量，以免增加肠胃负担，严重者会造成腹泻。长夏易患脾胃病，脾胃虚的人应少喝冷饮、少吃凉菜，注意腹部不要受凉。

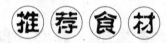

🌹 丝瓜　清热　通便　美容 🌹

夏秋时节，绿莹莹的丝瓜大量上市，丝瓜有清热通便的功效，在炎热的夏天，还能补充营养。

丝瓜的食疗功效：可清热、通便、美容

丝瓜又称吊瓜，明代引种到我国，成为人们常吃的蔬菜，丝瓜的药用价值很高，全都可入药。

中医认为，丝瓜味甘、性凉，入肝、胃二经，有清热化痰、止咳平喘、凉血解毒功效。

丝瓜的营养成分很高，它含有蛋白质、脂肪、糖类、钙、铁、磷、胡萝卜素、维生素等多种营养成分。丝瓜中维生素C含量较高，每100克中就含8毫克，可用于预防各种维生素C缺乏症。此外，丝瓜中含有防止皮肤老化的B族维生素，增白皮肤的维生素C等成分，能保护皮肤、消除斑块，使皮肤洁白、细嫩，是不可多得的美容佳品，故丝瓜汁有"美人水"之称。可以将丝瓜直接绞汁，调入适量蜂蜜或甘油搽脸，也有很好的美容

效果。吃丝瓜时最好去皮，防止食入残存于表皮的污染物。

不仅新鲜丝瓜有疗效，中医认为老丝瓜筋络贯穿其中，类似人体的经络，能使人体经络通畅、气血通顺。

▌选购丝瓜的技巧

丝瓜会变苦，是因为丝瓜在生长期间光合作用不充分。因此，要尽量避免选到苦丝瓜，一般来说，很硬的丝瓜就会比较苦。

选购丝瓜应选择鲜嫩、结实和光亮，皮色为嫩绿或淡绿色者，果肉顶端比较饱满。若皮色枯黄或干皱，或瓜体肿大且局部有斑点和凹陷，则该瓜过熟而不能食用。

▌哪些人不宜吃丝瓜

月经不调、身体易疲乏、痰喘咳嗽、便秘以及产后乳汁不通者适宜多吃丝瓜。但因其性凉，体虚内寒、经常腹泻者不宜多食。

▌养生食谱

丝瓜在烹制时应注意尽量清淡、少油，以保持其香嫩爽口的特点。丝瓜易发黑，容易被氧化。因此，要快切快炒，也可以在削皮后用水冲洗一下，用盐水腌，或者用开水焯一下。丝瓜汁水丰富，宜现切现做，以免营养成分随汁水流失。

食谱一　丝瓜金针菇

食材：丝瓜1条，金针菇1把，食用油、食盐、水淀粉各适量。

做法：

1.把丝瓜去皮切段，用少许食盐腌待用，烧开水，把金针菇过水立即捞出；

2.锅内放油，放丝瓜翻炒至稍软，再放入金针菇，加食盐；

3.加水淀粉，倒入锅中，至黏稠出锅。

营养点评：中医认为，金针菇性寒、味咸，能利肝脏、益肠胃、增智慧、抗肿瘤。丝瓜和金针菇搭配，不仅营养丰富，颜色搭配也赏心悦目、增进食欲。

食谱二　丝瓜炒鸡蛋

食材：丝瓜2根，鸡蛋2个，食用油、食盐各适量。

做法：

1. 先用刨子把丝瓜去皮，切滚刀片；

2. 锅中烧水，水开倒入丝瓜焯水，水再次开捞出丝瓜，用冷水冲一下待用；

3. 将鸡蛋打入碗中，加食盐，充分搅打均匀待用。锅里放食用油3汤匙，烧热，将鸡蛋放入锅中炒至微熟，铲碎后盛出待用；

4. 锅中放食用油，油微热时倒入焯过水的丝瓜，大火翻炒30秒后，加入蛋花，混炒半分钟后，加入适量食盐即可。

营养点评：丝瓜炒鸡蛋，是一道适合在炎热夏季食用的清淡菜。

食谱三　蒜蓉粉丝蒸丝瓜

食材：丝瓜1~2根，粉丝150克，蒜蓉30克，葱花、红椒、蒸鱼豉油各适量。

做法：

1. 粉丝用温水泡发，切成长7厘米的段，平铺在盘底；丝瓜去皮切成长条块，铺在粉丝上；

2. 蒜蓉入锅炸成金黄，铺在丝瓜上；

3. 放入蒸锅蒸约10分钟，出锅时均匀洒上蒸鱼豉油，最后撒红椒丁和葱花即可。

营养点评：粉丝是低热量食物，配上大蒜、丝瓜，是夏天清凉解暑又没有长胖负担的美食。

黄鳝　滋补肝肾　降血糖

小暑时节，黄鳝体壮而肥，肉嫩鲜美，营养丰富，滋补作用最强，故我国民间有"小暑黄鳝赛人参"之说。

黄鳝的食疗功效：可滋补肝肾、降血糖

黄鳝又名鳝鱼、长鱼、海蛇等，是我国特产。中医认为黄鳝性温，味甘、温，归肝、脾、肾三经，有补益气血、温阳益脾、滋补肝肾、祛风通络等功效。

营养学研究也表明，鳝肉中含蛋白质、脂肪，还含有磷、钙、铁、多种维生素和烟酸等营养成分，是一种高蛋白低脂肪的优质食品，更是病后体虚、身体羸弱、营养不良者的上好滋补品。

黄鳝对糖尿病有较好的治疗作用，所含的特别物质"鳝鱼素"，能降低血糖和调节血糖。加之所含脂肪极少，因而是糖尿病患者的理想食物。

选购黄鳝的技巧

要注意尽量选择体色深黄、个体较大的深黄大斑鳝。此外注意体表有没有损伤或者感染糜烂，是否充满活力，体表的黏液是否丰富，拿起来后会不会滑落等。

黄鳝宜现杀现烹，黄鳝体内含组氨酸较多，味很鲜美；死后的黄鳝体内的组氨酸会转变为有毒物质，故所加工的黄鳝必须是活的。

哪些人不宜吃黄鳝

黄鳝虽好，但并非人人皆宜。这是因为黄鳝属于温补类食物，故高血压、中风后遗症、甲状腺功能亢进症、活动性肺结核、支气管扩张、感冒发热、急性鼻炎、急性支气管炎、急性扁桃体炎等患者均不宜食用。对于平素容易"上火"者，对黄鳝也要敬而远之，以防"火上浇油"。

养生食谱

黄鳝大的适合红烧，小的可以炒，可放重料，如胡椒粉、大蒜等去腥提香的佐料。

食谱一　黄鳝蒸猪肉

食材：黄鳝300克，猪肉100克，生姜、香葱、食盐、陈米醋各适量。

做法：

1. 先将黄鳝剖腹后去净内脏，洗净后切成小段；
2. 再将猪肉洗净后切成片；
3. 将黄鳝和猪肉放入生姜、香葱、食盐、陈米醋中浸泡半小时；
4. 将拌好的黄鳝和猪肉同调料一起放入锅中蒸熟，大概半小时即可。

营养点评：猪肉味甘、咸，性微寒，归脾、胃、肾经，有补肾滋阴、养血润燥、益气消肿等功效。与鳝鱼搭配在一起，可以说是健脾和胃的效果更好。

食谱二　魔芋炒黄鳝

食材：黄鳝500克，魔芋450克，干辣椒、大蒜、葱、胡椒粉、醋、食用油、料酒、豆瓣酱、食盐各适量。

做法：

1. 黄鳝切片，洗净去血水沥干，魔芋切成长方片，入沸水汆一下沥干水；
2. 姜、蒜切片，葱切丝，干辣椒去蒂切节；
3. 炒锅置旺火上，放入食用油烧至七成热，下鳝片炒至断生捞出。锅内留少量油，下豆瓣酱、姜片、蒜片炒出香味，加入清水、料酒、胡椒、食盐，再加入鳝片、魔芋片，烧至鳝片软、魔芋入味时，加葱节起锅，盛入汤盆内，撒上干辣椒节即可。

营养点评：魔芋具有降血脂、降血糖、降血压、减肥、美容、保健、通便等多种疗效。

食谱三　黄鳝辣汤

食材：黄鳝丝20克，鸡蛋1个，水淀粉、胡椒粉、酱油、醋、葱、姜、麻油、食盐、鸡汤各适量。

做法：

1. 锅中放入鸡汤1碗，烧开后放入黄鳝丝，加酱油、醋、葱、姜、食盐，用大火煮沸，调成小火熬煮10分钟；

2. 倒入鸡蛋成花，加入水淀粉勾芡，开锅后盛入碗中，加上胡椒粉、麻油即可。

营养点评： 此汤味鲜而辣，具有温中补虚之功，适用于胃冷痛、乏力、头晕等病症。

西红柿 防晒 清热 降血压

小暑时节前后阳光热辣，除了涂抹防晒霜，许多食物如红、黄色蔬果也含有"防晒"成分。西红柿富含抗氧化剂番茄红素，每天摄入15毫克番茄红素可使晒伤的危险系数下降40％，夏天不妨多吃一些。

西红柿的食疗功效：可防晒、降血压

西红柿，又叫番茄，而它还有另外一个名字，叫做"长寿果"。

中医认为，西红柿性微寒，可养阴生津、健脾养胃、平肝清热。因血热、毒火或头颈部放射治疗引起的口腔溃疡、牙龈肿痛、黏膜出血，西红柿很适用。

西红柿有4个腔室，并且是红色的，这与我们的心脏长得很相似。血压高、血脂高的朋友可每天生吃1～2个西红柿，但切记洗干净再吃，避免吃进寄生虫卵。

西红柿对女性有着很大的益处，可有效预防乳腺癌。同时，西红柿也是捍卫男性健康如前列腺疾病的最佳武器。

未成熟的西红柿里含有大量的毒性物质"番茄碱"，吃多了会发生中毒，出现恶心、呕吐、流涎及全身疲乏等症状，严重的还危及生命危险。这种有毒物质含量随着西红柿的不断成熟逐渐降低，到成熟呈红色时，就基本上消失了，再食用就已没有毒性。

选购西红柿的技巧

在选西红柿时要注意，未成熟的青色西红柿含有较多的氯，食用过多可能会造成身体不适，如头痛、头晕等，所以最好食用成熟的西红柿。

选西红柿有技巧，成熟好吃一般有以下标志：颜色粉红、浑圆，表皮有白色小点点的，表面有一层淡淡的粉，捏起来较软，蒂的部位圆润，最好带淡淡的青色。籽粒呈土黄色，肉质红、沙瓤、多汁。

最好不要买带尖、底很高或有棱角的，也不要选手感轻的，这些都是催熟的西红柿。

买回的西红柿不要放冰箱，因为经低温冷冻后，肉质呈水泡状，显得软烂，还可出现散裂现象，表面有黑斑，煮不熟，无鲜味，严重的则酸败腐烂。

哪些人不宜吃西红柿

西红柿性偏寒，脾胃虚寒者不宜吃。在营养学认为，西红柿含有大量容易与胃酸发生化学反应的成分，使胃内压力增强，造成胃扩张和胃痛，因此空腹最好不要吃西红柿。

养生食谱

西红柿最好熟吃，生食番茄红素的吸收率极低，熟食则好一些。因为加热烹饪后番茄中的番茄红素更易于被人体吸收。最佳方式是跟适量油脂一起熟吃，吸收率会大幅提升。西红柿皮中含有大量的番茄红素，最好连皮一起食用。

食谱一　西红柿杂烩汤

食材： 西红柿200g，黑木耳50g，鲜藕100g，鸡蛋1只，食盐少许。

做法：

1. 将西红柿、鲜藕切片，黑木耳用冷水泡开，鸡蛋搅匀待用；
2. 取一砂锅，放入藕片、黑木耳，加水盖过，煮半小时；
3. 将西红柿片放入砂锅，依据口味加食盐，煮10分钟；
4. 将鸡蛋倒入砂锅，稍煮开即可出锅。

营养点评：此汤含黑木耳、藕片，与西红柿搭配，纤维素含量高，熬汤清淡美味。

食谱二　西红柿鱼片汤

食材：草鱼500克，西红柿2个，葱、姜、大蒜、香菜各适量，淀粉、食盐、胡椒粉、生抽少许。

做法：

1. 草鱼洗净切片，西红柿切块，葱、姜、大蒜、香菜洗净，鱼片加入水淀粉，食盐、胡椒粉等适量调匀腌制备用；

2. 油烧至8成热，放入葱、姜、大蒜等爆香，放入西红柿翻炒3～5分钟，炒出番茄汁的香味即可；

3. 加水至水开后，放入黏了水淀粉的鱼片，注意不要频繁翻炒，以免鱼片碎掉；

4. 一般鱼片3分钟即可熟，放适量生抽，起锅装盘即可。

营养点评：夏天因出汗较多，要多喝汤，此道西红柿鱼片汤很适合。

食谱三　浓汤西红柿

食材：西红柿2个，鸡蛋2个，食用油、食盐各适量。

做法：

1. 将西红柿洗净切成块，鸡蛋在碗内打匀；

2. 锅中倒入食用油后加热，将西红柿块倒入用锅铲压碎，翻炒成西红柿泥状；

3. 加入水，待水沸腾后，先将打好的鸡蛋倒入锅内，切记蛋液要慢慢打螺旋倒入，这时不要搅动汤；

4. 待鸡蛋成蛋花状后再缓缓把蛋花搅匀，加入食盐调味即可。

营养点评：此为浓汤西红柿的做法，更利于西红柿中的脂溶性营养成分的溶解和吸收，西红柿里的番茄红素，有保护心血管、延缓皮肤衰老、增强免疫力等功效。

葡萄（干） 补血养心 补肝肾

小暑过后，正是吃葡萄的季节。葡萄不仅味美可口，而且营养价值很高。

葡萄（干）的食疗功效：可补血养心、补肝肾

中医认为，葡萄味甘、酸，性平，入肺、脾、肾三经，可补肝肾、益气血、生津液、利小便。主治肝肾虚弱、腰背酸痛、气血不足、头昏、心悸等。

营养学认为，葡萄中含有矿物质钙、钾、磷、铁以及维生素 B_1、维生素 B_2、维生素 B_6、维生素 C 和烟酸等，还含有多种人体所需的氨基酸。常食葡萄对神经衰弱、疲劳过度大有补益。据营养学家对葡萄干的科学测定，其营养价值与红枣、桂圆不相上下。葡萄含糖量高达 10%～30%，以葡萄糖为主。葡萄有助于消化，适当多吃些葡萄，能健脾和胃。

把葡萄制成葡萄干后，糖和铁的含量会相对增加，是妇女、儿童和体弱贫血者的滋补佳品。

葡萄干营养丰富，含有葡萄糖、果糖、蔗糖、木糖、多种维生素以及铬、钙、磷、铁等，是儿童、妇女及体弱贫血者的滋补佳品，可补血气、暖肾，可治疗贫血、血小板减少。

葡萄干还含有多种矿物质和维生素、氨基酸，常食对神经衰弱和过度疲劳者有较好的补益作用，它还是帮助治疗妇科病的食疗佳品。葡萄干含铁丰富，有利于血红蛋白的产生，可促进血液将养分送达身体的组织和器官，同时也可促进头发的生长。

老人常食葡萄干不仅有补气血、强筋骨的养生功效，更重要的是它可补充人体内的铬。铬是人体必需的重要元素，人体缺铬将会造成胆固醇含量增高，从而增加心脏和血管的发病率；铬的缺少还会导致糖尿病的发生率上升。老人常食葡萄干不仅可补充铬元素，还可以延缓衰老，延年益寿，又可预防以上病症。

每天吃一把葡萄干，为 30～40 克，坚持 15 天，即对改善体虚贫血有一定效果，并可提高免疫力，促进消化。

选购葡萄的技巧

新鲜的葡萄色彩各异，红白绿紫黑都有，殊不知各种皮色葡萄各有营养与药用偏重性。红色葡萄含逆转录酶，可软化血管、活血化瘀，防止血栓形成，心血管患者宜多食，逆转录酶在红葡萄皮里含量最丰富，最好连皮一起吃。白葡萄具有补肺气、润肺功效，很适合咳嗽、患呼吸系统疾病的人食用；绿葡萄则偏重于清热解毒；紫葡萄富含花青素，有美容抗衰老之功；黑葡萄则滋阴养肾、乌黑头发的功效更为突出。

哪些人不宜吃葡萄

葡萄性偏凉，胃寒者食用时要适可而止。由于葡萄的含糖很高，所以糖尿病患者应特别注意忌食葡萄。而孕妇在孕期要预防妊娠糖尿病，因此孕妇食用葡萄应适量。

养生食谱

清洗葡萄一定要干净彻底，葡萄表皮可能会有残留的污物。

菜谱　葡萄干甜酒粥

食材： 大米150克，甜酒、葡萄干各适量。

做法：

1. 把大米、葡萄干分别洗净；

2. 往锅内放清水，加入大米用大火烧开，再用小火熬煮成粥；

3. 放甜酒、葡萄干煮至黏稠即可。

营养点评： 此粥可补心安神。

大暑：吃苦　防中暑　冬病夏治

每年7月23日或24日，太阳到达黄经120度时为"大暑"节气。"大"有"很"的意思，表明天气进入"大热"或是"闷热"的天气阶段。大暑是全年温度最高，阳气最盛的时节，常有"冬病夏治"的说法，故对于冬天容易患慢性支气管炎、肺气肿、支气管哮喘、腹泻、风湿等疾病的朋友，此时也是最佳的治疗时机。

高温酷暑易中暑　食物易变质防食物中毒

俗话说"冷在三九，热在中伏"，大暑一般处在三伏里的中伏阶段，因此大暑是一年当中最热的阶段。高温和潮湿是大暑时节的主要气候特点，注意防暑降温刻不容缓。

此外，人在高温环境中，体温调节容易失去平衡，肌体大量蓄热，水电解质代谢也常紊乱。同时食物容易腐败变质，而且各种蚊虫的繁殖加快，成为传播疾病的渠道。大暑时最容易出现中暑、热中风、肩周炎、水中毒、肠道传染病等疾病。因此这时大家可多吃消暑清热、化湿健脾的食物，还要谨防食物变质等问题。

饮食七字诀：吃苦、吃肉、吃瓜果

对于大暑期间出汗多，我们要重视补水，平时多喝开水就好，必要时，还应该适当补充盐分和矿物质，以维持身体所必需。气候炎热，易伤津耗气，还应重视以粥养生。

苦味食物养心，多吃苦味食物，不仅清热，还能解热祛暑、消除疲劳。所以，大暑时节，适当吃点苦瓜、苦菜、莴笋等苦味食物，可健脾开胃、增进食欲，不仅让湿热之邪无法侵入，还可预防中暑，可谓一举两得。

人体新陈代谢增快，能量消耗大，因此蛋白质的供应必须酌量增加，每日摄入量应在100～120克。植物蛋白可以从豆制品中获得，动物蛋白除了喝乳制品外，还应适当吃点肉，如鸡肉、鸭肉、瘦猪肉、鸽肉等。

另外，这时要多吃生菜、黄瓜、西红柿、桃子、杏、西瓜、甜瓜等水分含量较高的蔬菜和水果，但要注意饮食卫生。乳制品既能补水又能满足身体的营养之需，因此在夏季也可多食。

推荐食材

🌹 生姜　排毒　开胃　治冬天胃寒 🌹

俗话说得好"冬吃萝卜夏吃姜"。夏季食姜，可以预防急性胃肠炎，杀灭口腔内的致病菌和肠道致病菌。胃寒、食欲不振的人，经常含服鲜姜片，可刺激胃液分泌，促进消化。

另外，胃寒是冬病的一种，可以采用"冬病夏治"，夏季是治愈胃寒的最佳时期。这时也可以吃一些姜。

▍生姜的食疗功效：可排毒、开胃、预防胃肠炎

夏天，当阳气在体表的时候，人体的内部，尤其肠胃是虚寒的。肠胃容易受寒，这也是为什么夏天拉肚子的人比较多的原因。

而用生姜治疗则是不错的选择，姜是辛温的，正好温暖肠胃，及时排出肠胃中的寒气，恢复人体消化系统的活力。

那到底生姜皮要不要去掉呢？中医认为生姜味辛、性温，有发表健胃、止呕解毒等功效；而生姜皮味辛、性凉，具有行水、消肿的作用。因此，有"留姜皮则凉，去姜皮则热"之说。通常情况下，加入菜肴中时，生姜皮最好不要去掉，可以保持生姜药性的平衡，充分发挥生姜的整体功效。只在一些特殊的时候，才建议将生姜皮去掉，如脾胃虚寒者，或在食用苦瓜、螃蟹、绿豆芽等寒凉性菜肴时，应去掉姜皮。

而生姜在治疗疾病时，是否要去掉姜皮，则要辨证论治，因人而异。例如，如果患风寒感冒时喝生姜红糖水，此时生姜就最好去皮，生姜皮有碍生姜充分发挥其辛温解表的作用，且它的止汗的作用，和风寒感冒发汗的治疗法则相矛盾。用生姜来治疗脾胃虚寒引起的呕吐、胃痛等不适时，姜皮也应去掉。

▍选购生姜的技巧

买生姜要注意几点：是否被硫黄熏过？是否新鲜没有腐烂？

挑选姜时不能光看模样，那种表皮鲜黄、摸起来光滑的十有八九是用硫黄熏制过的，好姜一般表面有泥，表皮看得清纹理，比较粗糙，颜色淡

黄，发点芽也不要紧。如果拿捏不准，也把生姜去皮吃，因为硫黄熏制只会对姜皮造成影响，对姜肉影响不大。

另外，姜不出芽的反而不太好，说明不是新姜。买回生姜后，还要注意尽早食用，尤其在炎热的夏季，姜的保质期只有1周左右，冬天则可以放1~2个月。因此不要一次性买太多。

哪些人不宜吃姜

需要注意的是，生姜性味辛温，适宜于外感风寒及脾胃虚寒腹泻等患者服用，凡阴虚内热、表虚自汗及热盛之人忌服。俗话说"早上三片姜，赛过喝参汤"不无道理。生姜辛温燥热，刺激性很大，故不宜晚上食用，最好早上、中餐食用。

养生食谱

姜的吃法很多，例如喝姜汤，吃姜粥，炒菜热油时放点姜丝，炖肉、煎鱼加姜片，做水饺馅时加点姜末，既能使味道鲜美，又有助于醒胃开脾、提神、促进食欲、帮助消化和有助胃肠对营养成分的吸收。

食谱一　二姜猪肚汤

食材：猪肚1个，干姜10克，良姜10克，草果3克，食盐、面粉各适量。

做法：

1. 用面粉把猪肚揉干净至不滑，洗净切丝；

2. 把干姜、良姜、草果、猪肚丝一起放入煲罐内煮；

3. 先用大火煮沸，接着调至小火煮1小时左右，放入食盐，空腹食用。

营养点评：此汤可治疗冬天容易胃寒腹冷、脾胃虚弱、面黄体瘦乏力等病证。

食谱二 红枣姜汤

食材：干姜、红枣各30克，红糖适量。

做法：

1. 把干姜、红枣洗净放入锅内加水煮沸；

2. 再用小火煮30分钟左右，加入红糖30克，再煮沸，饮汤食枣。

营养点评：此汤能辅助治感冒，也适合在空调房长时间待的人早晨、上午饮用。

食谱三 嫩姜炒鸡丁

食材：嫩鸡半只，嫩姜250克，新鲜红尖椒100克，食盐少许，酱油2茶匙。

做法：

1. 将鸡斩成小块，嫩姜切片，新鲜红尖椒切小断，备用；

2. 将鸡丁倒入烧开的清水中，焯水1分钟左右，不停搅拌，捞起备用；

3. 将油烧至七八成热，放姜片和辣椒段煸炒1分钟左右，倒入鸡丁，加入适量的食盐，翻炒至香味爆出；

4. 出锅时倒入少许酱油调色，即可。

营养点评：此菜能开胃、食欲不振，还可治呕吐腹泻。

莴笋 降火去心烦 消炎 开胃

《黄帝内经》曰："苦入心，苦走骨，骨病无多食苦。"苦味食物性寒、味苦，入心经，能清除人体内的湿热，使其保持正常平衡状态，因此大暑等炎热夏季吃点苦味食品能清热解毒，比如今天说的莴笋。

莴笋的食疗功效：可降火去心烦、消炎、开胃

苦味食物有促进食欲、健脾开胃、消炎退热作用，能增加心肌和血管壁的弹性，有益于扩张血管，能抗动脉粥样硬化，调节血脂，预防血压升高，对心脑血管疾病有良好的保健作用。

中医认为莴笋味甘、苦，性凉，入肠、胃二经，具有利五脏，通经

脉，清胃热，清热利尿的功效。可用于小便不利、尿血、乳汁不通等症。

西方医学认为，莴笋含钾量较高，有利于促进排尿，减少对心房的压力，对高血压和心脏病患者极为有益。它含有少量的碘元素，对人的基础代谢、心智和体格发育甚至情绪调节都有重大作用。

此外莴笋具有镇静作用，经常食用有助于消除紧张，帮助睡眠。

选购莴笋的技巧

莴笋分为叶用莴苣（又称春菜、生菜）和茎用莴苣（又称莴笋、香笋）。莴笋的肉质嫩，茎可生食、凉拌、炒食、干制或腌渍。挑选莴笋时应注意以下几点：不带黄叶、烂叶，不老、无斑点、不抽薹；莴笋的形状粗短条顺、不弯曲、大小整齐；莴笋皮薄、质脆、水分充足，莴笋条不蔫萎、不空心，表面无锈色；整修洁净，根部不带毛根，上部叶片不超过五六片，全棵不带泥土。

哪些人不宜吃莴笋

莴笋虽好，但也不可多食。有两种人不适合食用莴笋：一是因为莴笋苦寒，凡脾胃虚寒者，不宜多吃；二是有眼疾者也不适宜吃莴笋。

养生食谱

莴笋不管是凉拌、炒还是煲汤，都能达到祛火的目的。有些朋友认为莴笋叶味道苦，就把莴笋叶丢弃不吃，其实莴笋叶的营养远远高于莴笋茎，叶比其茎所含胡萝卜素高出72倍，维生素 B_1 则是2倍，维生素 B_2 是5倍，维生素C是3倍。此外，经常咳嗽的朋友，多吃莴笋叶还可平喘止咳。

食谱一　果汁莴笋丝

食材：莴笋1根，苹果汁、蜂蜜少许，凉开水1碗。

做法：

1.把莴笋洗净去皮切片待用；

2.把莴笋片放入沸水中烫一会，然后捞出冲凉水，沥干水分装盘；

3.把果汁、蜂蜜、凉开水混合调匀，淋到莴笋上腌1小时即可。

营养点评： 此菜可清热解毒，护心降压。莴笋用沸水加热后用冰水过凉会更脆，天热可入冰箱冷藏后再吃。假如更喜欢喝别的果汁，可以用其代替苹果汁做本道菜。

食谱二　鱼腥草拌莴笋

食材： 鱼腥草50克，莴笋250克，大蒜、葱各10克，姜、食盐、酱油、醋、香油各适量。

做法：

1. 把鱼腥草摘去杂质老根，洗净切段，用沸水焯后捞出，加食盐搅拌腌渍待用；

2. 莴笋削皮去叶，冲洗干净，切成长3厘米的粗丝，用食盐腌渍沥水待用；

3. 葱、姜、蒜择洗后切成葱花、姜末、蒜米；

4. 将莴笋丝、鱼腥草放入盘内，加入酱油、醋、葱花、姜末、蒜米搅拌均匀，淋上香油即可。

营养点评： 鱼腥草属于医食同源的一种中药，相对来说是比较安全的，特别是在夏天清肺热、化痰湿的效果很好。和莴笋搭配吃，可清热解毒、利湿祛痰。

食谱三　莴笋丝瓜粥

食材： 大米100克，莴笋半根，丝瓜半根，香油、食盐各适量。

做法：

1. 莴笋削皮切薄片，丝瓜削皮切薄片；

2. 大米洗净，放入锅中加清水煮至粥将成时，加入莴笋片、丝瓜片和食盐，继续熬至莴笋、丝瓜熟，淋麻油，调匀即可。

营养点评： 莴笋搭配丝瓜煮粥，可清热解毒，分1~2次空腹服用。还适用于产后乳汁不通者服用。

猕猴桃　解热止渴　美白　降血压

说到解暑，除了瓜果，水果也不逊色，而猕猴桃更是解暑的佳品。

▍猕猴桃的食疗功效：可解热止渴、美白、降血压

猕猴桃也称猕猴梨、藤梨、羊桃、奇异果等，可入药，同时因其维生素C含量在水果中名列前茅，被誉为"维C之王"。中医认为，猕猴桃性寒，味甘、酸，入脾、胃二经；可用于烦热、消渴、黄疸、痔疮。

猕猴桃含有丰富的维生素C、维生素A、维生素E以及钾、镁、纤维素之外，还含有其他水果比较少见的营养成分——叶酸、胡萝卜素、钙、黄体素、氨基酸、天然肌醇。猕猴桃丰富的维生素C可强化免疫系统，促进伤口愈合和对铁质的吸收；它所富含的肌醇及氨基酸，可改善抑郁症，补充脑力所消耗的营养；钾的含量非常高，大量的钾能促进钠的排出，从而软化血管，有利于预防和降低高血压。

对女性来说，猕猴桃是一种"美容圣果"，具有除斑、排毒、美容、抗衰老等作用。常吃猕猴桃还可以在不知不觉中起到美白的作用。

猕猴桃外用美容效果也不错。洗脸后，用去皮后的猕猴桃均匀涂抹脸部并进行按摩，对改善毛孔粗大有明显的效果。

需要注意的是，猕猴桃籽的营养价值不容小视，籽中含有丰富的蛋白质、脂肪和矿物质，在吃猕猴桃籽时可多咀嚼几次，将籽嚼碎，有利于其中营养成分的吸收。

▍选购猕猴桃的技巧

选猕猴桃时要选"鸡嘴巴"而非"鸭嘴巴"：尖尖的像只小鸡嘴巴，扁扁的则像鸭子嘴巴。因为"鸭嘴巴"是用了激素的，"鸡嘴巴"是没用过激素或少量用过激素的。

猕猴桃要挑接蒂处是嫩绿色的，这种比较新鲜。要选整体软硬一致的，如果一个部位软就是烂。在接蒂处周围是深色的较甜。

真正熟的猕猴桃整个果实都是超软的，挑选时买颜色略深的那种，就是接近土黄色的外皮，这是日照充足的象征，也更甜。

哪些人不宜吃猕猴桃

由于猕猴桃性寒，故脾胃虚寒者应慎食，经常性腹泻和尿频者不宜食用，月经过多和先兆流产的女性朋友也应忌食。

养生食谱

每天吃1～2个猕猴桃既能满足人体需要，其营养成分又能被人体充分吸收；食用时间以饭后1～3小时较为合适，不宜空腹吃。

食谱一　酸奶猕猴桃汁

食材：猕猴桃2个，酸奶250克。

做法：

1. 把猕猴桃削皮切块；
2. 将猕猴桃、酸奶放入果汁机中，搅拌均匀即可。

营养点评：此汁可消暑解热。

食谱二　猕猴桃香蕉汁

食材：猕猴桃2个，香蕉1根，蜂蜜少许。

做法：

1. 将猕猴桃和香蕉去皮，切成块；
2. 把猕猴桃和香蕉分别放入榨汁机中，加入凉开水搅匀倒出；
3. 加入少许蜂蜜调匀即可。

营养点评：香蕉和猕猴桃含钾较高，适合血压高的人饮用，可帮助调节血压。

食谱三　猕猴桃蛋饼

食材：猕猴桃1个，鸡蛋1个，牛奶1大匙，酸奶2大匙，食盐、白砂糖各适量。

> **做法：**
> 1. 猕猴桃去皮切成小块，用酸奶、白砂糖拌匀；
> 2. 在鸡蛋中加入牛奶和食盐搅匀，倒入煎锅煎成饼，折三折成长条状；
> 3. 将鸡蛋饼盛入盘中，把猕猴桃酸奶放在上面即可。

营养点评：此做法猕猴桃是生食，营养较丰富，加上鸡蛋、牛奶，适合做营养早餐。

鸡肉　补充蛋白质　提高免疫力

俗话说："起伏吃只鸡，一年好身体。"大暑天热，出汗多能量消耗大，可多吃点鸡肉、鸭肉等补充蛋白质。

鸡肉的食疗功效：可补充蛋白质、提高免疫力

三伏天吃鸡，可增强人体尤其是病体的抵抗能力，对消夏也有所帮助。中医认为，鸡肉性味甘、性温，有温中益气、补精添髓的功效。鸡肉含有丰富的蛋白质，脂肪多含不饱和脂肪酸，是老年人、心血管疾病患者适宜的高蛋白质食物，尤以体质虚弱、病后或产后更为适合。

鸡肉所含的牛磺酸除了可增强人体免疫力，还可以增强人的消化能力，起到抗氧化和一定的解毒作用。在改善心脑功能、促进儿童智力发育方面，更是有较好的作用。尤其是乌鸡、火鸡中，牛磺酸的含量更高，比普通鸡肉的滋补作用更强。

选购肉鸡的技巧

现在鸡肉很多都注水，那要怎么识别注水鸡呢？第一，拍鸡肉，注水的鸡肉特别有弹性，用力一拍，就会有"卟卟"的声音；第二，看翅膀边有无红针点或乌黑色，有就是注了水；第三，捏皮，用手指捏鸡皮，明显感到打滑就是注过水；第四，拿纸试，用一张干燥易燃的薄纸贴在已去毛的鸡背上，稍加压力片刻，然后取下来点燃，如果燃烧说明没有注过水，如果无法燃烧则说明是注水的鸡。

哪些人不宜吃鸡肉

不是所有人都适合吃鸡肉进补，鸡肉中丰富的蛋白质会加重肾脏负担，因此有肾病的人应尽量少吃，尤其是尿毒症患者应禁食。

养生食谱

鸡肉用盐水浸泡了之后，不易粘锅。

食谱一　香菇鸡肉粥

食材：鸡胸脯肉1块，大米、鲜香菇、香菜各适量，食盐、姜、料酒、香油、胡椒粉各少许。

做法：

1. 大米淘洗干净，提前20分钟用水浸泡，泡时滴入几滴香油，香菜洗净切成段，香菇洗净切成细丝；

2. 鸡胸脯肉洗净切成细丝，放入碗中，在鸡肉中加少许食盐、料酒拌匀，将鸡肉腌制一下；

3. 姜切细丝，锅内放清水，然后放姜丝，水开后放入腌好的鸡丝，用勺子撇去浮沫；

4. 将米连水一起倒入锅内，用勺子搅匀，大火烧开，改小火慢熬；

5. 香菇丝放入粥中熬10分钟，熬好后关火，加1小勺食盐和胡椒粉调味，放入切好的香菜段，搅匀即可。

营养点评：香菇营养，配上鸡肉熬粥，适合夏季出汗多时吃。

食谱二　鸡肉红烧豆腐

食材：鸡肉80克，豆腐40克，葱段、蒜末、食用油、酱油、食盐各适量。

做法：

1. 将鸡肉洗净、切块；豆腐划成丁备用；

2. 起油锅放入蒜末和葱段爆香，放入鸡肉和酱油拌炒均匀；

3. 加入豆腐丁，焖3~5分钟，起锅前以食盐调味即可。

营养点评：豆腐中含有丰富的钙质和异黄素，能降低人体中胆固醇含量及有效抑制钙质的流失，可减少骨质疏松症。

食谱三　彩椒鸡翅

食材：鸡翅500克，彩椒3个，姜、蒜少许，白酒、食用油、食盐、生抽、白醋、白砂糖各适量。

做法：

1. 将鸡翅洗净，沥干水后加入少量花生油、食用油、食盐、生抽和白酒腌制入味，彩椒切成粒；

2. 加入少量的姜、蒜，将切好的彩椒粒倒入锅中爆炒，盛出；

3. 倒入剩下的姜、蒜，加油爆香，再在油锅内放入5勺白砂糖，炒到糖融化成金黄色时，放入鸡翅，中火翻炒，直到每块鸡翅变成漂亮的金黄色；

4. 加一些热水淹没鸡翅，拌匀后中火焖煮，汤汁变少时改大火把汁收浓，以不干锅为度，成胶状再将彩椒倒入锅内炒至熟，即可。

营养点评：彩椒维生素C含量高，配上鸡翅，营养美味。

秋季篇：滋阴养肺

秋季养生保健，从立秋到立冬，历时3个月，作为夏季到冬季的过渡季节，须遵循"养收"的原则。

秋季饮食调理　分3阶段

秋天是食物丰收的季节，而人体也需要养"收"。与春夏两季需"养阳"不同，此时要开始转向"养阴"，饮食保健当以"润燥"为主线，加以"健脾、补肝、清肺"，讲究味道上"清润甘酸"，搭配上"寒凉调配"。

秋季饮食建议按初秋、仲秋、晚秋3阶段循序渐进。

初秋：包括立秋、处暑两节气，因气温还是较为炎热、多雨，应以"清补"为主，多吃一些健脾、清热、利湿、祛暑的食物，如莲藕等，使体内的湿热之邪从小便排出，以消除夏日酷暑的"后遗症"。同时还要注意把饮食的重点开始从夏季"养心"转变为"养肺"，多吃莲子、百合、梨等白色食物。这时因暑气、湿气犹在，可适量吃一些辛辣之物，如大蒜、生姜等。

仲秋：包括白露、秋分两节气，这段时间雨水渐少，树木干枯，人体常出现"燥、干"，因此这时应以"养阴润燥"为主，要减少辛辣之物的摄入，多吃养阴食物，如杏仁、玉米、黑木耳、薏米等。最好能以药粥的形式或"平补"进补，不要骤然间大补特补。

晚秋：包括寒露、霜降两节气，此时阴气日盛，应从饮食上注意增强人体的抗寒、防燥能力。这时是易犯咳嗽的季节，也是慢性支气管炎容易复发或加重的时期，要吃一些祛痰、养肺、防寒的食物，如栗子、白果、核桃等。

秋季人体肺、皮肤负担过重

秋季应对的脏器是肺，所以此时要防燥邪之气侵犯人体而耗伤肺之阴精。秋季燥气当令，易伤津液，故饮食应以滋阴润肺为宜。另外，按中医理论，秋燥易伤肺，而肺主人体皮毛，所以，秋天容易出现皮肤干裂的现象。

防止皮肤干燥可以使用益气生津的方法，即健脾养胃，宜食乌骨鸡、鹌鹑、猪肺、银耳、蜂蜜、芝麻、豆浆、藕、核桃、薏米、花生等，还要多饮水，减少干燥之气。

秋季血压开始升高　不可盲目进补

秋季是心脑血管病多发季节，寒冷会引起冠状动脉痉挛，直接影响心脏本身血液的供应，诱发心绞痛或心肌梗死，血压高的朋友要注意防止血压突然升高。到了晚秋，天气渐冷，应注意防寒保暖，尤其是有糖尿病、高血压等慢性疾病的老年人。这时，适当运动也是一种很有效的身体"进补"方式。

立秋：祛暑清热　多酸少辛　养肺

立秋，是二十四节气中的第13个节气，每年8月7、8或9日立秋。"秋"就是指暑去凉来，意味着秋天的开始。立秋也是秋季的第一个节气，而秋季又是由热转凉，再由凉转寒的过渡性季节。

气候变干热　秋老虎仍在

立秋并不是真正秋天的到来。俗话说："秋后一伏，热死老牛。"尽管立秋，炎夏的余热未消，处暑节气也将在8月底接踵而来，"秋老虎"还在虎视眈眈，天气也逐渐转向干热。

而这种炎热气候有时候也可能要延续到9月，天气才能真正凉爽起来。因此，立秋后应当心"秋老虎"，仍要小心中暑。

要注意肺、鼻的养护

立秋是由热转凉的交接节气，也是由阳盛逐渐转变为阴盛的时期，是万物成熟收获的季节，也是人体阴阳代谢出现"阳消阴长"的过渡时期。因此秋季养生，凡精神情志、饮食起居、运动锻炼、皆以养收为原则。

肺在五行中属金，与秋一样，秋季要特别注意肺的养护。肺开窍于鼻，秋季鼻炎、鼻塞的情况会加重；同时受气温冷热交替的影响，也容易受凉、咳嗽，但不要立即就穿很厚的衣服，这样有助降低秋冬患感冒的概率。

饮食十字诀：祛暑清热、多酸少辛、养肺

立秋时节，昼夜温差加大，在饮食上应坚持祛暑清热，多食用一些滋阴润肺的食物。

考虑到天气还可能会炎热，要坚持多吃蔬菜、水果来降暑祛热，及时补充体内维生素和矿物质，中和体内多余的酸性代谢产物，起到清火解毒

的作用。

蔬菜应选择新鲜汁多的，如西红柿、芹菜等。

立秋总体饮食原则是多酸少辛，秋季燥邪当令，饮食上还要滋阴润燥，最好远离那些辛辣、燥热的食物，适当吃一些酸味的食物，如柠檬等。

另外，秋天的主要气候特点是干燥，这点与炎热的夏季不同，空气中缺少水分，人体同样容易缺少水分。为了适应秋天这种干燥的特点，我们必须经常给自己"补液"，以缓解干燥气候对于我们人体的伤害，多喝水也就成了我们对付"秋燥"的一种必要手段。还可以多吃滋阴润肺的食物，以防止燥邪伤害人体的阴液。如梨、番茄、蜂蜜以及乳制品等都是最好的养阴食物。

夏天吃惯的冷饮类食品则要有所收敛，不可多食，尤其是老年人到了秋季不可多吃瓜果一类，否则易导致腹泻。

很多人以为立秋后就可以"贴秋膘"，大吃特吃，大补特补，这样是不正确的做法，初秋应以"清补"为宜。

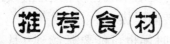

🌹 柠檬　清热解暑　生津止渴 🌹

立秋了，饮食以清淡为宜。为了平衡身体所需要的营养，也可以选择补充多种维生素，适当多吃些清热降火、润肺利咽的食物，如柠檬。

▌柠檬的食疗功效：可清热解暑、生津止渴

立秋之后天气渐凉，丰收之际到来。此时阳气渐收，阴气渐盛，万物状态由生长变为收藏，新陈代谢变缓，因此立秋养生总体饮食原则是多酸少辛。酸味食物入肝，肝气可挟制肺气，使人体处于平衡状态。

柠檬，又称柠果、洋柠檬、益母果等。因其味极酸，肝虚孕妇最喜食，故称益母果或益母子。柠檬中含有丰富的柠檬酸，因此被誉为"柠檬酸仓库"。

中医认为，柠檬味酸、微甘，性微寒，入肺、胃经。而营养学认为，柠檬含糖类、柠檬酸、苹果酸、枸橼酸、橙皮苷、柚皮苷、维生素B_1、维

生素 B_2、维生素 C、烟酸、钙、磷、铁等。柠檬可清热解暑、生津止渴、化痰止咳。

吃柠檬还可以防治心血管疾病，能缓解钙离子使血液凝固的作用，可预防和治疗高血压和心肌梗死。鲜柠檬维生素含量极为丰富，是美容的天然佳品，能防止和消除皮肤色素沉着，具有美白作用。此外，柠檬生食还有良好的安胎止呕作用。因此，柠檬是适合女性的水果。

有传"柠檬泡水喝能防癌"，柠檬是否具有防癌、抗癌作用？柠檬水在改善水的口感的同时，还提供了不少维生素 C，但食物防癌、抗癌也是多种因素的共同作用，因此，柠檬泡水具有防癌、抗癌作用的说法有点绝对。

吃海鲜时可以在调料里多挤上些柠檬汁，这样吃海鲜别提多美了。柠檬有酸味，但又不会遮住海鲜的原味，还可去腥，且携带方便。

有些人习惯用干柠檬泡水，实际上干柠檬泡水是有味道没啥营养，建议还是用新鲜柠檬。

选购柠檬的技巧

看柠檬皮：皮有细纹的、比较重的新鲜柠檬，一般比皮粗、质轻的质量好一些。

看颜色：深黄色的柠檬一般较为成熟，不像颜色浅或黄绿色的那样酸，而且通常皮较薄，汁较多。

掂分量：要选手感硬实，表皮看起来紧绷绷的，用手拈一拈分量要比较重的。

哪些人不宜吃柠檬

胃溃疡、胃酸分泌过多，患有龋齿者和糖尿病患者慎食。

养生食谱

柠檬因太酸而不适合单独食用，可以用来配菜、榨汁。煮米饭时想要让煮出来的米饭松软而颗粒分明，可以在煮饭的水中加入 1 勺柠檬汁，轻松又简单。

食谱一　柠檬鸭

食材： 鸭1只或半只，新鲜柠檬1个，香油、食盐适量。

做法：

1. 将鸭宰杀洗净，放沸水中飞水后捞出，再用清水漂凉沥干、待用，柠檬去掉核；

2. 把鸭装入砂锅，加入食盐、清水，放入蒸锅隔水蒸40分钟后加入柠檬（要去掉内核），再蒸10分钟，此时鸭肉已烂，且有柠檬味，淋入香油即成。

营养点评： 因鸭是滋阴的，配上柠檬，适合在此时暑气未消的立秋时节食用。需要注意的是，柠檬味极酸，食用时易伤筋损齿。

食谱二　柠檬清蒸鲈鱼

食材： 鲈鱼1条，新鲜柠檬2个，香菜、大蒜、红辣椒、白砂糖、食盐各适量。

做法：

1. 将鲈鱼洗净，用食盐抹腌制半个小时；

2. 大蒜剁成泥，红辣椒洗净切成丁，香菜洗净将香菜茎切成末，香菜叶留着待用，洗净2个柠檬，1个切成两半，将个柠檬放在榨汁器上，用力挤压出汁来，做成柠檬汁待用，剩下1个柠檬用刀切成薄片，摆在碟边做装饰用；

3. 将蒜泥、红辣椒丁、香菜末放入碗中，加白砂糖和刚才榨好的柠檬汁，拌匀成酱汁备用；

4. 锅内烧开水，放入鲈鱼和酱汁（分开放），盖上锅盖大火蒸7~8分钟，直至鱼眼突起、鱼身用筷子可穿透，取出蒸好的鲈鱼和酱汁，将酱汁淋在鱼身上，摆些香菜叶做点缀即可。

营养点评： 鲈鱼富含蛋白质、维生素A、B族维生素、钙、镁、锌、硒等营养元素；具有补肝肾、益脾胃、化痰止咳之效，和柠檬搭配对肝肾不足的人有很好的补益作用。

食谱三　自制柠檬酱

食材：新鲜柠檬2个，白砂糖少许（另备干净干燥带盖玻璃杯1个）。

做法：

1. 把柠檬洗净，擦干表面水分，用干净干燥的水果刀将柠檬切薄片，越薄越好，用盘子装着；

2. 准备好白砂糖，先往玻璃瓶中撒上一层白砂糖铺好，然后放入切好的柠檬片铺上去盖住白砂糖层，像汉堡包似的再洒一层白砂糖，间隔盖一层柠檬片层，予以类推，直到柠檬片盖完；

3. 盖上盖子密封，放入冰箱冷藏柜，放置一个礼拜左右，开盖会发现已变成松软清香的柠檬片，即可用开水泡水饮用。

营养点评：柠檬片和白砂糖腌制成柠檬酱，可在办公室、家里随时用来泡水喝，可清热、止咳、润喉，还很开胃，很适合食欲不好的人群如孕妇食用，但需注意用量，以免导致妊娠糖尿病。

芝麻　滋阴润肤　益肝补肾

芝麻是立秋时适宜食材之一，芝麻有益肝、补肾、养血、润燥、乌发、美容的作用，是保健美容食品，常食可起到抗衰老和延年益寿的作用。

芝麻的食疗功效：可滋阴润肤、益肝补肾

进入秋季，人体皮肤易干燥，而芝麻有滋润皮肤的特点。

中医对芝麻的药用有较高的认识，认为它有补血、润肠、生津、通乳、养发等功效，适用于身体虚弱、头发早白、贫血萎黄、津液不足、大便燥结、头晕耳鸣等病证。

芝麻又名胡麻，味甘，性平，入肝经、肾经。历来被视为长寿食品，它含有丰富的蛋白质、脂肪、钙和磷等微量元素，尤以铁的含量最高。芝麻中的脂肪大多为不饱和脂肪酸，对于老年人的养生保健有重要意义。常用于老年人阴液不足所致的肠燥便秘、皮肤干燥，以及肝肾精血不足所致的眩晕、头发早白、腰膝酸软等病证。

不光是秋天，芝麻四季都可以食用，秋冬季节每天一大匙，春夏季节每天半勺即可。需要注意的是，芝麻吃过多会使内分泌紊乱，引发头皮油腻，导致毛皮枯萎、脱落。

除芝麻外，芝麻叶可以治疗中暑头晕。口渴时，可采鲜芝麻叶一大把，开水冲泡，代茶饮，有清暑解渴之效；关节炎疼痛，可以用芝麻叶100克，洗净切碎，水煎服。芝麻根有消炎、止痒作用。治荨麻疹、瘙痒，可取芝麻根数根，煎汤洗患处。

选购芝麻的技巧

芝麻有黑、白两种，食用以白芝麻为好，药用以黑芝麻为良。市面上真假黑芝麻难辨别，有三个办法可以鉴别：首先找出一个断口的黑芝麻，看断口部分的颜色，如果断口部分也是黑色的，那就说明是染色的；如断口部分是白色的，那说明是真的黑芝麻；其次是用打湿的手绢或纸巾辨真伪，在湿纸巾上揉搓的黑芝麻，不掉色是真货，否则可能是假货；最后是真正的黑芝麻吃起来不苦，反而有点轻微的甜感，有芝麻香味，没异味；而染色的黑芝麻有机油味，或者说有除了芝麻香味之外不正常的味道，而且发苦。

哪些人不宜吃芝麻

食欲不良、大便稀的人不宜多吃芝麻。

养生食谱

芝麻颗粒太小，很容易"穿肠而过"。所以最好将芝麻炒熟碾碎后再吃，效果更好。

食谱一　芝麻排骨

食材：小排骨500克，甜橙1个，炒香白芝麻适量，大蒜、生抽、食盐、生粉、食用油各适量。

做法：

1.排骨剁成块，用少许食盐、生抽、生粉腌60分钟，取半个甜橙压出橙汁，另外半个取适量橙肉切块备用，蒜切成末；

2.用滚油把小排骨炸至表面金黄捞出沥油，爆香蒜蓉下小排骨煸炒至熟；

3.用甜橙汁勾芡，最后放入橙肉与排骨拌匀，装碟撒上芝麻即可。

营养点评：秋季饮食适宜增酸，可搭配橙汁和芝麻一起做这道肉菜，既能补充蛋白质，又能滋阴润肺。

食谱二　芝麻粥

食材：芝麻仁6克，大米30克，白砂糖或蜂蜜适量。

做法：

1.将芝麻炒出香味待用；

2.大米煮成粥，快要熟时加入芝麻，再加入白砂糖或蜂蜜即可。

营养点评：很多人不知道怎样把芝麻和一日三餐联系起来，其实，只要煮粥的时候顺便加些芝麻进去，做成芝麻粥，把它当成早餐或晚餐，经常食用就可以了。

食谱三　凉拌芝麻海带

食材：新鲜海带1根，熟芝麻、大蒜、香菜、干红辣椒、食盐、白砂糖、生抽、醋、食用油各适量。

做法：

1.把新鲜海带放入开水中焯一下，待到颜色由褐色变绿色马上捞出，冲凉水；

2.洗去海带表面的杂质，用清水浸泡2小时，中间换水一次；海带捞出沥干水分，切成海带丝；

3.大蒜捣成泥、干红辣椒剁成碎、香菜切成碎备用；红椒、蒜泥、熟芝麻添加食盐、白砂糖、生抽、醋搅拌匀；

4.食用油烧热浇在盛有调料的碗汁里，加入海带丝，撒上香菜即可。

营养点评：海带消痰利水、平喘、排毒通便的功效，搭配芝麻一起凉拌，适合在"秋老虎"盛行的日子食用。

藕　润燥养肺　降血压

俗语有"荷莲一身宝，秋藕最补人"，秋季恰逢莲藕上市，莲藕食疗方具有润燥、养肺之功效，是除秋燥的佳品，因而秋季不妨试试多吃莲藕美食吧。

藕的食疗功效：可润燥养肺、降血压

藕是个宝，因为藕性甘，味平，可以清热去火、润肺止咳。藕的营养价值很高，富含铁、钙等微量元素，植物蛋白质、维生素以及淀粉含量也很丰富，有明显的补益气血，增强人体免疫力作用。故中医称其："主补中养神，益气力"。

鲜藕含有丰富的钙、磷、铁及多种维生素，而且藕含糖量低，又含有较多的膳食纤维，藕生食，能清热润肺、凉血行瘀。藕是润肺之佳品，感冒、咳嗽患者不妨试试。

另外藕含有大量的鞣酸，有收缩血管作用，可用来止血。藕还能凉血、散血，中医认为其止血而不留瘀，是热病血症的食疗佳品。中医认为藕一身都是宝，根、叶、花都可入药。

选购藕的技巧

藕分为红花藕、白花藕和麻花藕3种。红花藕，又叫七孔藕，外形瘦长，外皮褐黄色、粗糙，含淀粉多，水分少，糯而不脆嫩，适合煲汤；白花藕又叫九孔藕，外形肥大，外表细嫩光滑，呈银白色，肉质脆嫩多汁，甜味浓郁，生食最佳；麻花藕呈粉红色，外表粗糙，淀粉多，熟食为宜。

买藕时，以藕身肥大，肉质脆嫩，水分多而甜，带有清香，两端都被封死的为佳。同时，藕身应无伤、不烂、不变色、无锈斑、不干缩、不断节；藕身外附有一层薄泥保护。

哪些人不宜吃藕

鲜藕生性偏凉，生吃凉拌较难消化，故脾虚胃寒者、易腹泻者，宜食用熟藕。由于藕性偏凉，故产妇不宜早期食用。

养生食谱

藕在烹饪时容易变黑，原因是藕中的多酚类物质发生氧化。可把藕放在稀醋水或柠檬水中浸泡后捞起，使其保持洁白水嫩不变色。

食谱一 凉拌藕片

食材： 藕200克，醋、生抽、麻油、食盐、香菜末、葱花、蒜末各适量。

做法：

1. 把藕洗干净切片；

2. 烧锅水，水开后把藕片放下去煮大约3分钟左右；

3. 把藕片捞起来过冷水，然后再用冷水泡着；

4. 趁藕泡着的时候，将葱花、香菜末、蒜末放到碗里，加生抽、醋、少许的食盐、麻油，然后搅拌均匀；

5. 把泡过的藕片用漏勺捞起来，沥干水放在碟子上，浇入调料即可。

营养点评： 此道菜清热去火、润肺止咳。

食谱二 藕节黄芪猪肉汤

食材： 藕节50克，莲子15克，黄芪30克，猪瘦肉100克，山药30克，党参30克。

做法：

1. 把猪肉洗净，切小块；将藕节、莲子、黄芪、山药、党参洗净；

2. 把药材同猪瘦肉一起入锅煎煮，煎至瘦肉熟烂，即可饮汤吃肉。

营养点评： 藕节黄芪猪肉汤对因气虚而精神倦怠、头晕气短者尤为适用，是润燥养肺之佳品。

食谱三 芦笋爆藕丁

食材： 芦笋400克，藕300克，豆豉、辣椒、大蒜、花椒、食盐、食用油各适量。

做法：

1. 藕洗净，切去藕节，去皮，切丁备用；芦笋洗净，去根部较老的部分，切丁备用；辣椒切碎，大蒜剁成蒜蓉；

2. 取炒锅烧热，倒入适量油烧至七成热，放入花椒爆出香味后捞出花椒扔掉，再放入蒜蓉和辣椒碎爆香；

3. 倒入藕丁大火爆炒3分钟，再放入芦笋一起翻炒1分钟，倒入豆豉炒匀至熟，最后调入适量食盐即可。

营养点评： 芦笋质地鲜嫩，风味鲜美，柔嫩可口，搭配莲藕，不仅能尝到芦笋的美味，还能补充维生素和矿物质，帮助消化。

蜂蜜 润肺止咳 滋润皮肤

秋天最大的气候特点就是干燥，而蜂蜜能润燥，所以非常适合秋天服用。喝蜂蜜的时间推荐选择早晨，因为早晨喝蜂蜜可以快速补充体能，让一天有充足的精神。

蜂蜜的食疗功效：可清热解暑、生津止渴

虽然暑气未消，但立秋就意味着已经进入秋天了，按照传统的说法，秋天物候干燥，人体就需要滋润。

中医认为，蜂蜜味甘，性平，入肝、脾、大肠经，主治脾胃虚弱、体倦少食、腹痛、肺燥咳嗽、痰少或干咳、大便秘结等病证。

营养学认为，蜂蜜中含有大量容易被人体吸收的糖分、维生素以及氨基酸，而且可以起到对皮肤保湿的功效。在秋冬季节既可以起到进补的作用，也能在干燥的天气让肌肤水嫩感十足，因此多喝蜂蜜可内外兼修。

选购蜂蜜的技巧

看色泽：蜂蜜色泽的深浅，取决于蜂蜜中含有植物色素和有色矿物质的多少，真正的蜂蜜透光性强，颜色均匀一致，而假蜂蜜混浊而有杂质。

观形态：买蜂蜜时，可以把瓶装蜂蜜翻转过来，纯正的蜂蜜会出现拉丝状态。回到家可以试着用筷子挑一下蜂蜜，纯蜂蜜可以挑起来拉长丝，丝断后能回缩，甚至成珠状。

闻气味：假蜂蜜闻起来会有水果糖或人工香精味，掺有香料的蜂蜜会有异常香味，而纯蜂蜜气味天然，闻起来有一股淡淡的花香味道。

尝味道：纯蜂蜜口味醇厚，芳香甜润，入口后回味长，易结晶；假蜂蜜口感甜味单一，没有芳香味，有白糖水味，结晶体入口即化，有涩味，略有黏性，倒入水中很快溶解。

看标签：凡配料表中写有除蜂蜜以外其他成分的都不是纯蜂蜜，即使没有配料表，商品名称带有功能或导向性的，都不可能是纯蜂蜜。

看浓度：抓摸袋装蜜，手感浑厚是浓度高的蜜；摇动看流速，流动慢证明浓度高。以一滴蜂蜜放于纸上，优质蜂蜜成珠形，不易散开；假蜂蜜不成珠形，容易散开。

▎哪些人不宜吃蜂蜜

痰湿者、腹泻者、血糖高者、婴儿不要喝蜂蜜。

▎养生食谱

厨房中应常年摆放着蜂蜜罐，不管做菜还是做面包、蛋糕，都可用蜂蜜代替白砂糖。另外蜂蜜不能用沸水冲，沸水可使蜂蜜中的淀粉酶发生分解，维生素C破坏可达20%～50%，其他营养成分也都会发生变化。

食谱一　蜂蜜梨片

食材： 梨2个，蜂蜜适量。

做法：

1. 取梨洗净，去皮和核，切成薄片；
2. 往梨片中加入蜂蜜，拌匀即可食。

营养点评： 可治肺燥热咳，每天数次，会有一定效果。

食谱二　自制蜂蜜绿茶

食材： 绿茶5克，蜂蜜适量（最好是原味）。

做法：

1. 将绿茶置于烧水壶中，加入冷水，煮沸；

2. 煮沸后放置10分钟左右，待降至70℃，根据个人口味加入蜂蜜，饮服即可。

营养点评：绿茶味苦性寒，含鞣质、叶绿素等，能清热解毒，抗菌消炎；和蜂蜜配合起来饮用，每天1次，可清热利咽，润肺生津。此茶适宜高血压、高脂血、冠心病、动脉硬化、糖尿病、油腻食品食用过多者。

食谱三　蜂蜜鸡翅

食材：鸡翅4~6个，原味蜂蜜适量，姜、蒜、料酒、食盐适量。

做法：

1. 把新鲜鸡翅上面割几道口，用料酒、少量食盐腌制半小时以上，姜、蒜切碎；

2. 用油将鸡翅两面煎至金黄，放姜、蒜爆香，蜂蜜1大匙，清水、食盐适量，不时翻动以免粘锅或烧糊；

3. 焖至汤汁收干即可。

营养点评：蜂蜜不仅可以泡水，还是美味大餐的绝佳配料，如鸡翅配上蜂蜜烹制，既美味又营养，肯定会深受小朋友喜爱。

处暑：防秋燥　清肺热　安神

每年的8月23日前后（8月22日~24日），太阳到达黄经150度时是二十四节气的处暑。处暑中的"处"含有躲藏、终止意思，"处暑"表示炎热暑天结束了。

昼夜气温变化大　空气干燥

这个节气的到来预示着暑气的结束，秋季的到来。在这样夏末秋初的交替之时，最明显的变化归纳起来就是以下两个方面。

一是秋老虎不在，经常会中午热，早晚凉，昼夜温差较大。下雨前气温偏热，下雨后偏凉，要注意别过早地增加衣服，尤其是小孩。这时接受适宜的凉爽刺激，有助于锻炼耐寒能力。

二是空气湿度开始有所下降，气候逐渐变得干燥，就是我们所说的"秋燥"。秋燥是人在秋季感受燥邪而发生的疾病。病邪从口鼻侵入，初起即有津气干燥的症状，如声音沙哑、鼻咽干燥、鼻敏感、干咳少痰、皮肤干燥、头发干燥易脱发、便秘等。

饮食八字诀：防秋燥、清肺热、安神

处暑节气饮食宜增咸减辛，以养脾胃。多食咸味食物，如荸荠、沙葛、粉葛等，少食辛味食物，如姜、葱、蒜、韭菜、茴香等。

防秋燥：最关键是润燥清火。秋燥时节，白天可以喝点淡盐水，晚上则可以喝些蜂蜜水，还要注意不吃或少吃辛辣烧烤食品，多吃滋阴润燥食物，防止燥邪损伤，如梨、冰糖、银耳、沙参、鸭子等养阴生津的食物，黄芪、党参、乌贼、甲鱼等能益气保健的食物。

清肺热：根据秋季的特点，处暑之后，可服用宣肺化痰、滋阴益气的中药进行保健，如西洋参、沙参、麦冬、百合、杏仁、川贝母、胖大海等。

安神：处暑节气宜食清热安神之品，如银耳、莲子、蜂蜜、黄鱼、干贝母、海带、海蜇、芹菜、菠菜、糯米、芝麻、豆类及乳制品类。

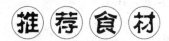

❀ 梨　润肺止咳　治皮肤干燥 ❀

处暑节气的到来预示着暑气的结束，秋季的到来。很多人在秋天容易皮肤瘙痒，大多是由于皮肤干燥引起的。梨就是补水的好水果。

梨的食疗功效：可润肺止咳、治皮肤干燥

中医认为，梨具有润喉生津、润肺止咳、滋养肠胃等功能。梨对肺结核亦有疗效。梨中含苹果酸、柠檬酸、葡萄糖、果糖、钙、磷、铁以及多

种维生素。由于梨多汁、少渣，富含膳食纤维和B族维生素，因此有天然矿泉水之美誉。

梨虽然很甜，但是它的热量和脂肪含量很低，极适合爱吃甜又怕胖的人食用。

另外，饭后吃个梨还可以帮助积存在人体内的致癌物质排出。

选购梨的技巧

应挑选大小适中、果皮光洁、果肉软硬适中并且果皮无虫眼和损伤，闻起来有果香的梨。

哪些人不宜吃梨

吃梨太多，很容易损伤脾胃，让人食欲大减，所以，脾胃虚弱、大便稀薄、腹部常有不适者或老人、孕妇、产妇以及体质较弱的小孩，最好少吃梨。

养生食谱

秋季可以每天吃个梨，生吃即可，如果胃肠功能不好的话，也可以蒸熟了吃。最好在两餐之间吃，这样就不会影响到食物营养的吸收。

食谱一 雪梨大米粥

食材：雪梨2个，大米200克。

做法：

1. 雪梨去皮切成丝，大米淘洗干净；

2. 雪梨丝放入汤锅，加足清水，煮开后放入大米，煮至米烂即可。

营养点评：此粥可清热润燥、性质温和，尤其适合肠胃虚弱，不能吃生梨的老人和小孩。

食谱二 冰糖红枣炖秋梨

食材：梨4个，红枣干10粒，干桂花1朵，冰糖适量。

做法：

1. 将梨清洗干净（不要削皮）；

2. 把红枣干去核，干桂花冲洗干净待用；

3. 将准备好的食材放入电压力锅内，依口味加入冰糖，注入凉水没过梨即可；

4. 将压力锅调至"煮粥"档，30分钟后，一锅糖水就煲好了。

营养点评： 压力锅炖出的秋梨软糯滑口，汤汁清甜，特别适合老人和孩子。

食谱三　苓贝秋梨膏

食材： 秋梨500克，川贝母6克，茯苓12克，蜂蜜、白砂糖少许。

做法：

1. 秋梨洗净，榨梨汁；

2. 在梨汁中加入白砂糖、蜂蜜，用火熬制；

3. 随后再加入打成粉状的川贝母、茯苓，用微火熬至浓稠状时即成。

营养点评： 此膏可润肺止咳，要分地域调配此膏方：华东、华南地区较为湿冷，可酌情减少；华西、华北、华中地区气候变化快，天气干燥，每天可多服用一些。

百合　滋润肺阴　养心安神

处暑时节后的养生重点除了防秋燥，还要注意养心安神，有些人到了秋季会睡眠不好，可以吃点百合。

百合的食疗功效：可滋润肺阴、养心安神

百合就是一种非常理想的解秋燥、滋润肺阴、养心安神的食材。

为何叫百合？百合因其鳞茎由二三十瓣重叠累生于一起，好似百片合成，故而得名"百合"。百合质地肥厚，醇甜清香，甘美爽口。性平、味甘微苦，有润肺止咳、清心安神之功，对肺热干咳、痰中带血、肺弱气

虚、肺结核、咳血等，都有良好的疗效。

百合除了有很好的药用价值，营养也丰富：百合富含淀粉、蛋白质、脂肪、糖类及钙、磷、铁等矿物质，并有一股特殊的清香味，为其他食物所不及。

干品百合煮食，有滋补营养之功。鲜品百合有镇静止咳作用，适用于体虚肺弱、肺气肿、肺结核、咳嗽、咳血等。

选购百合的技巧

"百合"专指百合这类植物的地下鳞茎，而"百合花"是专指这类植物的花朵。这在一些场合也是严格区分的，如在中药店百合干品是药材，而百合花却被拒之门外。在食杂店里，百合干品是鲜百合的替代品。百合花干品只作为花茶用来冲泡饮用。当然，鲜百合花也往往作为菜肴的点缀。

选购新鲜的百合应挑个大的、颜色白、瓣匀、肉质厚、底部凹处泥土少的比较合适，如果百合颜色发黄、凹处泥土湿润，可能是已经烂心；干百合则以干燥、无杂质、肉厚且晶莹剔透为佳。

百合是老少皆宜的食物，食疗上建议选择新鲜百合。

哪些人不宜吃百合

凡风寒咳嗽、虚寒出血、脾虚便溏者不宜选用百合。因百合含淀粉较高，血糖高的朋友吃了百合的同时，应适当减少主食的摄入。

养生食谱

将鲜百合鳞片剥下，撕去外层薄膜，洗净后在沸水中浸泡一下，除去苦涩味。百合的做法很多，比如把百合和水一起加糖煨烂，甜酥清香，极有风味。

食谱一 百合杏仁粥

食材： 百合30克，杏仁6克，赤小豆40克，大米50克，冰糖适量。

做法：

1. 百合、杏仁、大米洗净待用；

2. 赤小豆煮至半烂，再加入百合、杏仁、大米煮粥，最后加冰糖调味。

营养点评：此粥红白相间，粥稠味美，具有清热利湿、滋阴润肺的功效，适于咳嗽、喘促、口干者。

食谱二　百合蒸南瓜

食材：南瓜约600克，鲜百合100克，白砂糖适量。

做法：

1. 将南瓜挖囊去皮洗净，切片，纵向切成薄片，皮的方向朝下置于碗内，有助于保持瓜形；

2. 将鲜百合洗净后放入南瓜中，加入白砂糖；

3. 放入蒸笼用大火先煮沸，再用小火蒸熟即可；

4. 端盘时将碗内的南瓜倒扣在碟子上，将碗拿开即可保持南瓜的形状。

营养点评：百合配南瓜，可健脾滋阴润肺。

食谱三　百合炒牛肉

食材：新鲜牛肉400克，鲜百合3~4个，生抽、蚝油、食用油、食盐各适量。

做法：

1. 把牛肉切薄片放碗中，用生抽、蚝油抓匀，倒入食用油，腌30分钟，把新鲜百合的花瓣剥下，洗净待用；

2. 锅里放1勺油，倒入牛肉高火快炒，马上加入百合片翻炒至牛肉全部变色，约1分钟后加入食盐后即可起锅食用。

营养点评：把牛肉和百合搭配在一起，实为一道适合补脾润肺、养心安神的佳肴。

西洋参　滋阴补气　抗疲劳

秋天有些人易出现阴虚少气、口干口渴、委靡乏力的情况，适当吃些西洋参，不仅能镇静防秋燥，还能温和滋补。

西洋参的食疗功效：可滋阴补气、抗疲劳

民间多有"大暑小暑不是暑，立秋处暑正当暑"的说法。此时暑热容易耗损人体津液，容易口干舌燥，时常觉得困倦疲劳，甚至会有晚上心烦失眠等现象。饮食上应选用一些滋阴润燥，生津止渴的食材，为秋季健康打好基础。

西洋参，又名花旗参，属于参类，但又不同于其他参类，是一种清凉参，补而不燥。中医认为，西洋参，味甘、微苦，性凉，入心、肺、肾经，药性特点为滋阴补气、清热生津，被视为补药之上品，主要用于气虚阴亏所致的心悸怔忡、心烦内热、肺虚久咳、健忘失眠、精神不振、咽干口渴、脉虚而数、舌苔少津。

营养学认为，西洋参含有人体必需的16种微量元素和17种以上的氨基酸和多糖，具有明显的中枢神经抑制作用，能抗缺氧、抗疲劳、抗应激还有止血、抗利尿、降血脂、抗失血性休克和增强机体免疫功能等作用，长期服用，可以提神醒脑，生津止渴，强身健体。

选购西洋参的技巧

市场上常用人参、沙参、白芷等假冒西洋参。辨别真假西洋参要先看外形：西洋参是长圆锥形、纺锤形或圆柱形，长3～12厘米，直径0.8～2厘米。芦头通常被除去或有残存，表面为浅黄褐色或黄白色，可看到横向环纹及线状皮孔，并有细密的浅的纵皱纹；断面平坦，浅黄白色，略呈粉性，皮部可见黄棕色点状树脂道，形成棕黄色的层环纹，木部有放射纹理。

西洋参质地坚实，不易折断，拿起来闻一闻，会感觉气味较为特别。然后品尝一下饮片，西洋参的味道有些苦、甘，有回甜。如果无气味，味淡而微苦或味酸而涩的，都值得怀疑。

哪些人不宜吃西洋参

阳虚，胃有寒湿，平时畏寒、易腹泻，苔厚腻者，不宜服用。服洋参时不宜饮茶，服后不宜吃萝卜，以免减弱洋参的功效。

养生食谱

西洋参的服食方法有含化法、冲粉法、炖服法、蒸蛋法、茶汤法、煮

粥法、泡酒法等，可根据自己的喜好选用。

食谱一　西洋参粥

食材：西洋参3克，麦冬10克，淡竹叶6克，大米30克。

做法：

1. 将麦冬、淡竹叶用水煎，30分钟后去渣取汁；

2. 加入大米煮粥，待粥将熟时，加入西洋参共煮，30分钟后即可食。

营养点评：此粥具有益气养阴、清热和胃等功效。

食谱二　西洋参炖土鸡

食材：西洋参5克，莲子、芡实各25克，枸杞5克，土鸡半只，红枣5颗，米酒半杯，姜、食盐各适量。

做法：

1. 将西洋参、莲子、芡实、枸杞洗净，土鸡洗净切块，再用开水飞水后沥干，姜切片；

2. 将药材用大火煮沸，接着放切好的鸡块、姜片，待再次煮沸时，放入米酒，搅拌均匀后，用小火炖煮30分钟即可。

营养点评：此汤具有调中理气、暖胃健脾，补气养阴的功效。

食谱三　西洋参冬瓜老鸭汤

食材：西洋参10克，冬瓜（连皮）300克，老鸭半只，生姜、红枣、食盐各适量。

做法：

1. 老鸭去内脏、切块，西洋参略洗、切薄片，冬瓜切块待用；

2. 把老鸭、西洋参片、生姜和红枣放入锅内，大火煮沸后，小火煲30分钟，加入冬瓜块，半小时后加食盐调味即可，饮汤吃鸭肉。

营养点评：此汤清暑益气，可用于口渴心烦、体倦乏力、出汗较多者。

四、莲子（心）　清热养神 养心益肾

秋季是秋莲丰收的季节，此时吃秋莲，是根据时令饮食的菜谱，能养心益肾。

莲子（心）的食疗功效：可清热养神、养心益肾

说到莲子，其实从大暑开始一直到立冬都是成熟的季节，大暑前后采收的为夏莲，养分足、颗粒饱满、肉质佳；而立秋之后采收的秋莲，颗粒比较细长，膨胀性略差，入口硬一些。即便如此，秋季吃秋莲，依然是根据时令饮食的菜谱，能养心益肾。

中医认为，莲子味甘、涩，性平，入心、脾、肾经，主治脾胃虚弱、食欲减退，腹泻，白带多；肾虚遗精，尿频；心脾两虚，虚烦不眠等症。莲子是一味很有价值的中药，为滋补元气之珍品，尤以湖南湘莲、浙江衢莲、福建建莲的莲子为上品。药用时去皮，故又称"莲肉"。

而莲子心，是莲子中间的绿色胚芽，味道苦，无毒，有些微寒，具有清心去热、止血、止咳、降糖的作用，莲子心的药用价值也很大，可以养心益智、调整元气、清心火、解毒。

选购莲子（心）的技巧

市面上多分为两种颜色的莲子，白色和红色。两者有关系，红莲子是莲子成熟后从莲蓬中取出来，除去果皮干燥后而成，而红莲子经过加工去皮后就成为白莲子。

从营养成分上看，红、白莲子相差无几，都富含人体所需的蛋白质、糖类、钙、磷、铁及多种维生素等营养元素，是老幼皆宜的食品；从药用角度来看，莲子具有补中益气、养心益肾、镇静安神、健脾养胃等功效，可用于体质虚弱或病后产后脾胃虚弱、心烦易怒、失眠多梦、食欲不振以及妇女血虚腰酸、白带增多、男子肾气虚之遗精等病证，红莲子更多用于补血养颜，而白莲子则在补气上稍胜一筹；口感上白莲子煮后软而糯，清香可口，红莲子则不易煮烂，肉质较硬且稍涩。

在挑选莲子时，以个大、饱满、无皱、整齐者为佳，变黄发霉的莲子不要食用。而莲子心，可以在药店买到，也可以自己在家手动取心。干莲

子在食用前，先浸于水中，2~3小时后捞出，再加入适量的碱，倒入沸水，待水温稍低后，用双手反复揉搓莲子，皮即可去除。莲子去皮后，再用清水洗净，然后用牙签将莲心顶出，即可拿到莲子心。

哪些人不宜吃莲子

莲子生吃味道清香，但不可多吃，以免影响脾胃引起腹泻。莲子涩肠止泻，大便燥结者勿用，特别是年老体弱者，因阴虚内热，肠枯血燥引起的大便燥结，不应使用收涩伤阴之品。

养生食谱

莲子可生食、熟食，莲子心用来泡茶较好。

食谱一　莲子扣肉

食材： 干莲子100克，五花肉100克，梅干菜、姜、葱、蒜、老抽、蚝油、蜂蜜各适量。

做法：

1.莲子用3小时泡发洗净，梅干菜泡发洗净，放入开水焯一下捞出待用，葱、姜、蒜切末待用；

2.锅内放水烧开，五花肉煮制七八成熟捞出，用老抽、蜂蜜腌制15分钟；

3.锅内放油烧热，把腌制好的五花肉煎炸至肉皮起泡捞出；

4.把五花肉切薄片，莲子包在里面，用葱丝捆住定型，倒放在碗里；

5.锅内放少许油，放入葱、姜、蒜末爆香，加上梅干菜煸炒，梅干菜放在莲子上面，放入蒸锅，蒸1小时；

6.蒸好后莲子肉倒扣在盘子里，淋上耗油即可。

营养点评： 此菜味美又营养，因五花肉较为肥腻，因此一次不要吃太多。

食谱二　莲子百合粥

食材：干莲子30克，干百合20克，大米100克，冰糖、红枣各适量。

做法：

1. 将干莲子洗净，用冷水浸泡待用，干百合、大米、红枣分别洗干净；

2. 把莲子、红枣、大米、干百合放入锅内，加水适量，先用大火烧开，再调用小火熬煮，要不时搅拌以免糊锅，快熟时加入冰糖，稍煮即食。

营养点评：此粥可滋阴健脾，养心安神。

食谱三　莲子心茶

食材：莲子心2克，甘草3克。

做法：

1. 将莲子心与甘草洗净；

2. 放入开水中冲泡，代茶饮，每天数次。

营养点评：此茶可清心火。因莲子心性寒，清火功效较强，一般建议成年男性或口腔溃疡等上火严重者食用，而小孩、女性、老人最好把莲子肉连着一起食用，因莲子肉有健脾效果，能缓冲莲子心的寒凉对身体的伤害。

白露：养心肝脾胃　滋阴润肺

　　每年9月8日前后太阳到达黄经165度时，为"白露"节气。"白露"是反映自然界气温变化的节令。秋季在五行中属金，其色白，所以"白"主要是指秋季；"露"则是指"阴气渐重，露凝而白"，秋季此时阴气在渐渐加重，早晨在路旁的树叶上可以看到露珠，是"白露"节气后特有的一种自然现象。

暑气消风凉爽　偶有冷空气来袭

　　到了白露，正当仲秋季节，是典型的秋天气候了，暑气消失，但又和春季有点相似。天高云淡、气爽风凉，甚为舒服。俗话说："白露秋分夜，一夜冷一夜。"这时夏季风逐渐为冬季风所代替，多吹偏北风，冷空气南下逐渐频繁。

从白露起，天气由热转凉，冷热交替、昼夜温差变化较大，不少人在这个时候会因饮食不当或外感风寒，而造成急性腹泻。同时也容易诱发鼻腔疾病、哮喘病和支气管病等。

另外，"秋八月，乱穿衣"的现象非常突出，春捂秋冻是一条经典的养生保健要诀。不要太快地添加衣服。

饮食九字诀：养心肝脾胃、滋阴润肺

白露饮食宜"养心肝脾胃"为原则，可多吃酸味食物以养肝，但不宜进食过饱，以免肠胃积滞，变成胃肠疾病。

老人与小孩饮食更应注意少量多餐，而且以温、软食物为主，不可过食生冷、过硬的食物。

另一方面，也要预防秋燥，可多吃辛润食物，如梨、百合、甘蔗、沙葛、萝卜、银耳、蜜枣等，也可结合药膳进行调理。

在饮食上，适当摄取滋阴润肺的柔润食物，如杏仁等，有助于消除身体疲劳感。

而此时橘子、玉米也上市，为当季的蔬果，可多吃一些。

白露节气已是真正的凉爽季节的开始，很多人在调养身体时一味地强调"贴秋膘"，注重肉类等营养品的进补，其实不同的饮食有不同的属性，其作用不同，适应的人群也不同。因此，每个人都要随着节气的变化而随时调节饮食结构。

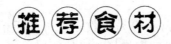

推荐食材

🌹 玉米　健脾养胃　减肥　抗衰老 🌹

秋季是玉米上市的季节，正好能吃到新鲜的玉米，可比老玉米香甜许多，要抓紧吃玉米的黄金时机哦。

▌玉米的食疗功效：可健脾养胃、减肥、抗衰老

从立秋到秋分的这段"长夏"，暑热未消，降雨频繁，最应当补脾。玉米可调中健脾、利尿消肿，是秋季的上佳补品。

《本草推陈》里称玉米"为健胃剂，煎服亦有利尿之功。"中医认为，玉米性平，味甘，入胃、脾经。营养专家有"玉米营养价值赛黄金"的说法，可见其营养学地位。

现代医学认为，玉米含有丰富的不饱和脂肪酸、维生素、微量元素和氨基酸等营养成分。西医认为，玉米的营养价值超过面粉、大米，经常食用能预防动脉硬化、心脑血管疾病、癌症、高脂血症、高血压等病。

因为玉米胚芽中的维生素 E 可促进人体细胞分裂，防止皮肤出现皱纹，所以在吃玉米时，应把玉米粒的胚尖一起吃掉。

另外，玉米须有利尿作用，也有利于减肥。玉米做成爆米花后，体积很大，可消除肥胖人的饥饿感，但含热量却很低，是减肥食品之一。

▌选购玉米的技巧

买玉米时，最好选七八成熟的，太嫩则水分太多，太老则其中的淀粉增加，蛋白质相对较少。挑玉米，可以用手掐一下，有浆且颜色较白，可以蒸或煮着吃，口感和营养最好，浆太多的则太嫩，如不出浆就说明玉米老了。

▌哪些人不宜吃玉米

吃玉米时应注意嚼烂，以助消化，肠胃不好的人不要多吃玉米。

▌养生食谱

煮熟或蒸熟的玉米营养更易吸收。也可"粗粮细做"，用玉米面蒸锅窝头，做几个贴饼子，或熬粥都是不错的选择。

食谱一　玉米豆腐粥

食材：豆腐1块，玉米1根，鸡蛋1个。

做法：

1.把玉米剥离成粒，洗净待用；鸡蛋打散待用；

2. 锅烧水，烧开后将豆腐及玉米粒一起倒入锅，再次烧开后转小火煮30分钟，至玉米变成粥状；

3. 加食盐调味，把鸡蛋液趁热倒入锅中，搅拌成蛋花，关火即食。

营养点评： 对于肠胃不好的人，可用玉米粒做成此道玉米羹，不会伤脾胃。

食谱二　自制香甜玉米汁

食材： 甜玉米1～2根，白砂糖适量。

做法：

1. 把甜玉米剥去叶子和根须后清洗干净，再竖排掰下玉米粒；

2. 准备一个锅，放入清水，倒入玉米粒，注意玉米与水的比例保持在2：3，开火煮沸再转小火煮10分钟；

3. 把煮好的玉米汤水稍稍放凉，然后倒入榨汁机或搅拌机内搅打2分钟，加入白砂糖调试即可饮。

营养点评： 此饮品健脾开胃，还有减肥功效。

食谱三　黄金玉米烙

食材： 玉米数根，干生粉、植物油、白砂糖各适量（另备吸油纸若干张）。

做法：

1. 将玉米煮熟，一粒粒剥下沥干，用生粉拌匀。如果感觉特别干的，可加少量的水后拌匀；

2. 将锅烧热，倒少许油，放入拌匀的玉米粒，用铲子推平；用中火将玉米粒煎至黏稠连体后，倒入适量植物油，微炸；

3. 待玉米粒炸至金黄熟透时，把油倒出来，倘若口味偏甜，可以撒适量白砂糖；

4. 取出放在吸油纸上，吃时切块即可。

营养点评： 玉米所含的胡萝卜素，被人体吸收后能转化为维生素

A，对眼睛好。此道甜品，会深受小孩的喜欢。

橘子（皮）　开胃　润肺止咳

到了吃橘子的季节，可不能胡吃海塞，要注意吃橘子的技巧。

橘子（皮）的食疗功效：可开胃、润肺止咳

日常生活中，人们习惯性地称"橘"为"桔"，在广东话中"橘"、"吉"同音，取其谐音，故橘也代表了吉祥、吉利。中医认为，橘子味甘、酸，性平，入肺、胃经，有开胃理气、润肺止渴的作用。

橘子的营养十分丰富，吃1个橘子就几乎满足人体每天所需的维生素C量。每天最多不要超过3个，因为橘子含糖量很高，热量较大，如果一次吃过多，就会"上火"，引发口腔炎、牙周炎等症。

另外，橘子还含有大量的胡萝卜素，如果一次进食过量或近期连续摄入过多，血液中胡萝卜素浓度过高，就会导致皮肤发黄。

橘子浑身是宝，橘子皮是一味理气、除燥、利湿、化痰、止咳、健脾、和胃的要药；橘子络具有通经络、消痰积的作用；橘子核可治疗腰痛、疝气等；橘叶具有疏肝作用。

需要注意的是，橘皮入药以陈年者为佳，故又名陈皮。因为摘下后的橘子大多会用保鲜剂浸泡后再上市。保鲜剂为一种化学制剂，对果肉没影响，但橘子皮上残留的保鲜剂却难以用清水洗掉，若用这样的橘子皮泡水当茶饮，有损健康。最好是晒干后，来年再喝。

选购橘子的技巧

挑橘子的话不论品种，挑皮薄有弹性的，早橘汁多味甜，晚橘比较粗糙多筋。橘子要买拿起来沉手的，外皮要润滑的，粗糙的像麻子脸的别买。

哪些人不宜吃橘子

注意，风寒及咳嗽者不宜吃橘子。橘子含有丰富的果酸和维生素C，服用维生素K、磺胺类药物、螺内酯和补钾药物时，均应忌食橘子。

养生食谱

橘子作为水果，一般都是生食，而橘子皮吃法较多，其被喻成"贤妻良母"，它无论是配菜或是配药都能起到增味、增药效的作用。

陈皮与补药搭配可增加滋补作用，与排毒的药搭配可增强排毒的作用，和普洱搭配可增加养胃消食的作用。

食谱一　凉拌橘子

食材： 橘子2个，圆白菜30克，绿豆芽30克，香油、酱油、白砂糖各适量。

做法：

1.将橘子剥掉皮，加入白砂糖腌制1个小时左右；

2.将圆白菜洗净切丝，绿豆芽去根须，用热水烫过，沥干水分；

3.将腌好的橘子、圆白菜、绿豆芽放入碗中，搅拌均匀，再以香油和酱油调味。

营养点评： 这道菜里蔬菜水果的种类丰富，搭配均衡。

食谱二　陈皮油爆虾

食材： 沙虾500克，陈皮20克，黄酒、酱油、醋、食用油、食盐、葱、姜各适量。

做法：

1.虾洗净去虾线，葱、姜切末，陈皮用冷水泡软；

2.虾油爆七八分熟，陈皮与之快炒，加入黄酒、酱油、醋、食用油、食盐、葱、姜即可。

营养点评： 橘子皮可调中开胃、化痰开胃消食、解恶心呕吐等，是非常理想的中医食疗治病帮手。

食谱三　蜂蜜陈皮茶

食材： 陈皮1小把（可在药店购买，也可冬季在家吃橘子时把橘子留下来洗净晾晒，第二年拿出来用），原味蜂蜜适量（另备玻璃茶壶）。

做法：

1.烧沸水，把陈皮放入玻璃茶壶中，盖上盖焖5分钟左右，把味道焖出来；

2.待冷却到40℃，加入蜂蜜调食即可。

营养点评： 这道蜂蜜陈皮茶，喝起来不仅有淡淡的橘皮香味，又能理气和胃，陈皮还能增强蜂蜜健脾的功效。此茶男女老少适合，正常人增加蜂蜜可随意加几勺，若是有慢性胃溃疡和胃炎发作的朋友，可增加蜂蜜量，即蜂蜜与水为1：5的量，这种蜂蜜陈皮茶对溃疡表面有促进愈合作用。

杏仁　润肺止咳　抗感冒

秋季养肺，谈到润肺的食物，杏仁是不二之选，然而到底要怎么选？怎么食疗呢？

杏仁的食疗功效：可润肺止咳、抗感冒

《本草纲目》中就列举了杏仁的3大功效：润肺、清积食、散滞，排在第一的就是润肺功能。中医认为，杏仁味苦，性温，有毒，入肺、大肠经。

杏仁药用、食用都可以，在汤方中常出现有"南北杏"，"南杏"产于南边，味略甜，有润肺、止咳的功效。"北杏"则有苦味，多用于药，具有润肺、平喘的作用，对于治疗呼吸道疾病、润肠通便有较好疗效。

在预防感冒方面，杏仁也是一把"好手"，杏仁富含蛋白质、脂肪、多种维生素及矿物元素等，常吃可以增强抵抗力、延缓衰老。

每天吃一把杏仁，其含有的维生素B_2、维生素E、镁和锌都有益心脏健康和提升情绪。B族维生素和镁可帮助产生血清素，有助调节情绪；锌有助于缓解压力，抗氧化剂维生素E可以消除会导致压力和心脏病的自由基。

正确食用杏仁，能够达到生津止渴，润肺定喘，滑肠通便，预防肠道癌的功效。

选购杏仁的技巧

如何区分南、北杏仁呢？从杏仁粒来看，南杏仁比北杏仁稍大，更加饱满圆润像桃型，嚼起来略带甜味；而北杏仁饱满度差一些，尝一尝就会略带苦味。因北杏仁苦味重，价钱比南杏仁便宜一些。

在选购杏仁时，应选颗粒大、均匀、饱满、有光泽，形状多为鸡心形、扁圆形的，另外外皮要浅黄略带红色，颜色清新鲜艳，皮纹清楚不深，仁肉白净。另外，杏仁要干燥，捏的时候感觉仁尖有扎手之感，用牙咬松脆有声比较干燥。如果仁体有小洞的是蛀粒，有白花斑的为霉点，不能食用。

买回来的杏仁最好放置于阴凉干燥处，要避免潮湿，可用密封罐装好，或者放冰箱冷藏柜，可防蛀。

哪些人不宜吃杏仁

虽然杏仁有许多的药用、食用价值，但不可以大量食用，一天一小把足够了。而产妇、幼儿、实热体质的人和糖尿病患者，不宜吃杏及其制品。

养生食谱

杏仁烹调的方法很多，可以用来做粥、饼、面包等多种类型的食品，还能搭配其他佐料制成美味菜肴。杏仁平时可当零食，也可与麦片做早餐。

食谱一 杏仁猪肺汤

食材：当归15克，杏仁15克，猪肺1只，葱、姜、椒、食盐各适量。

做法：

1.将猪肺洗净，切块；

2.把诸药包布，同炖至猪肺熟，约1小时；

3.把药包去除，加入葱、姜、椒、食盐等调味服食。

营养点评：此汤养血通便，适用于治久病大肠燥结不利，肺气不足之咳嗽。

食谱二　杏仁水鱼汤

食材：水鱼1只（约500克），北杏仁10克，食盐、胡椒粉各适量。

做法：

1. 杏仁洗净，水鱼宰杀，用水洗净切块待用；

2. 将杏仁、水鱼块一起放入锅内，加清水适量，大火煮开，小火煮2小时，用食盐、胡椒粉调味即可，饮汤食肉。

营养点评：此汤可滋阴降火、化痰止咳。

食谱三　自制杏仁露

食材：南杏仁30克，花生仁50克，鲜牛奶1杯约300毫升，白砂糖适量。

做法：

1. 将杏仁和花生仁洗净沥干待用；

2. 锅微微烧热，把杏仁、花生仁倒入锅内炒到表面变色；

3. 把杏仁、花生仁倒入豆浆机中，加入一半鲜牛奶，搅拌；

4. 把搅拌后的杏仁、花生仁及牛奶转移到煮奶锅中，加入剩下的鲜牛奶和白砂糖，煮开搅匀即食。

营养点评：花生补脾益气、润肺化痰、滑肠，配上杏仁，是一道补脾润肺的秋冬饮品。

鹌鹑（蛋）　补血益气　强身健脑

鹌鹑的肉和蛋，是非常不错的补品，有补益强壮作用。到了白露这个秋风渐起的时刻，可以试试鹌鹑平补身子。

鹌鹑（蛋）的食疗功效：可补血益气、强身健脑

俗话说"要吃飞禽，还数鹌鹑"，鹌鹑肉不仅酥嫩美味，而且营养丰富。中医认为，鹌鹑味甘，性平，入脾、肝、肾经。而营养学认为鹌鹑含大量蛋白质、少量的脂肪，另含钙、磷、铁、烟酸和维生素B_1、维生素B_2等。

除了鹌鹑肉，鹌鹑蛋也是滋补妙品。鹌鹑蛋的营养价值不亚于鸡蛋，有较好的护肤、美肤作用。中医认为鹌鹑蛋味甘，性平，入肝、肾经，有补血益气、强身健脑、护肤美肤等功效。而鹌鹑蛋含蛋白质、糖类、脑磷脂、卵磷脂、维生素 A、维生素 B_1、维生素 B_2、维生素 D 及无机盐、钙、磷、铁等。

▎选购鹌鹑蛋的技巧

好的鹌鹑蛋外壳为灰白色，并混有红褐色和紫褐色的斑纹，而且壳比较硬；打开鹌鹑蛋壳看，蛋黄呈深黄色，蛋白黏稠。还可以通过煮熟了来比较，鹌鹑蛋的营养价值很高，蛋白质丰富且易消化，煮熟的鹌鹑蛋有一种香味，不像鸡蛋没有什么味道，假鹌鹑蛋煮熟后不会有这种香味。

▎哪些人不宜吃鹌鹑

感冒、痰热未清者不宜吃鹌鹑。

▎养生食谱

鹌鹑可煮食，炒食或煎汤。鹌鹑蛋最好是水煮或蒸食。

食谱一　白萝卜炒鹌鹑

食材： 鹌鹑2只，白萝卜1/2个，葱、姜、料酒、醋、食盐各适量。

做法：

1. 白萝卜切片，葱、姜切末；

2. 鹌鹑宰杀后切片，下热油锅内炒至变色；

3. 白萝卜片放入锅中混炒，然后放入葱、姜末，料酒、醋、水同煮，大约20分钟后收汁，用食盐调味食用。

营养点评： 鹌鹑温补气血，加上白萝卜益脾和胃消食，适合此时吃。

食谱二　枸杞鹌鹑蒸蛋

食材：鹌鹑蛋6~8个，枸杞少许。

做法：

1. 将鹌鹑蛋打碎，放在勺子里，放上几粒枸杞；
2. 把盛有鹌鹑蛋的勺子放入蒸锅中，中火蒸15分钟，使鹌鹑蛋蒸熟；
3. 用刀把枸杞鹌鹑蛋从勺子里削下，摆盘即食。

营养点评：鹌鹑蛋补血养颜，加上养肝明目的枸杞，适合上班族和学生吃哦。

食谱三　鹌鹑薏米汤

食材：鹌鹑2只，薏米30克，生姜2片，食盐适量。

做法：

1. 将鹌鹑收拾干净剁成块，放入沸水中汆水捞出待用；
2. 把鹌鹑与薏米、生姜片一起放入砂锅内，加水烧开后改为小火，1小时左右，加入食盐调味即可食用。

营养点评：鹌鹑有温补气血的作用，薏米通络去湿，合在一起用，就能够起到补益脾胃、利水除湿的功效。

秋分：滋阴润燥　防过敏　防胃病

秋分与春分一样，都是古人最早确立的节气。每年的9月23日前后，太阳到达黄经180度时，进入秋分节气。"秋分"是表征季节变化的节气。"秋分"这天，太阳位于黄经180度，阳光几乎直射赤道，昼夜再次等长，从这一天后直到来年的"春分"，北半球的每天黑夜都会比白天长。

黑夜长　加速变冷　防燥防过敏

过了秋分这一天，我国的日照时间慢慢减少，秋意也将更加浓厚，天气就要加速变冷了。而在这由热转凉的过渡季节，是皮肤病易发作的时间，如湿疹、荨麻疹易发，敏感体质的患者须谨防这些皮肤病的发生。

对于老年人而言，因代谢功能下降，血液循环减慢，既怕冷又怕热，对天气变化非常敏感，可适时加厚衣服。秋天早晚凉，千万注意别让"背"和"心"受凉，必要时，可先穿上毛背心或夹背心。

另外，随着气温逐渐下降，天气转凉，秋燥就会越来越明显。

饮食七字诀：滋阴润燥分温凉

秋分养生，要防秋燥。

秋燥可分为温燥和凉燥两种，二者都会不同程度地表现为皮肤干燥、口干鼻燥、咽喉干燥、咳嗽无痰或少痰难出等，但也有其不同。

温燥：伴有发热、微恶风寒、头痛、舌红等特点，可多吃杨桃、柠檬、葡萄、柚子、梨等富含维生素C或凉润的水果，避免冰品、辛辣、烧烤、油炸、咖啡、茶叶或干果类食物等。

凉燥：初起时发热较轻、舌头颜色不红等，可用生姜、红糖煮水喝，喝完盖被取微汗，避免寒性、刺激性食物等。

在秋分时节，可适当多食辛味、酸味、甘润或具有降肺气功效的果蔬，特别是白萝卜、白果等白色食物。而此时上市的当季水果蔬菜如石榴、甘蔗也可多食。

另外，秋分以后气候渐凉，人容易生胃病。不要盲目"秋冻"，要看自己的身体状况。有胃病者，体质寒湿者，不要一直坚持"秋冻"。

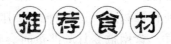

🌸 甘蔗 润燥止咳 滋补清热 🌸

秋季气候干燥，尤其到了秋分这个节气之后，常常使人感到鼻、咽干燥不适。这时如果能吃些生津止渴、润喉去燥的水果，会使人顿觉清爽舒适，比如甘蔗。

甘蔗的食疗功效：可润燥止咳、滋补清热

秋季一定要少吃一些如葱、姜、蒜、韭菜、椒等辛味的食品，以防肺

气过胜。而能够生津止渴、润喉去燥的水果，就十分受欢迎了。最适合在秋季吃的水果，当数梨和甘蔗。

中医认为，甘蔗味甘，性寒，入肺、脾、胃经；具有清热、生津、润燥止渴、止咳化痰的功效，可治大便燥结、反胃欲呕、心烦口渴。如果热感引起喉咙疼痛时，喝甘蔗汁可以消暑解渴、治喉咙痛；小儿尿量少排尿次数频繁时，喝甘蔗汁可以除去内脏燥热，促进排尿。

甘蔗含有大量的铁、钙、锌等人体必需的微量元素，其中铁的含量特别多，每千克达9毫克，居水果之首，故甘蔗素有"补血果"的美称。

甘蔗纤维多，在反复咀嚼时就像用牙刷刷牙一样，把残留在口腔及牙缝中的垢物一扫而净，从而能提高牙齿的自洁和预防龋齿的能力，因此甘蔗还是口腔的清洁工。

甘蔗有滋补清热的作用，对于低血糖、大便干结、小便不利、反胃呕吐、虚热咳嗽和高热烦渴等病症有一定的疗效。劳累过度或饥饿头晕的人，只要吃上两节甘蔗，就会精神振作起来。

甘蔗有两种：紫色和青色，皮色深紫近黑的甘蔗，俗称黑皮蔗，性质较温和滋补，喉痛热盛者不宜；皮色青的青皮蔗，俗称竹蔗，则味甘而性凉，有清热之效，能解肺热和肠胃热。

选购甘蔗的技巧

在选购甘蔗时，遇到甘蔗发红一定不要买，因为发红实际上是霉变的一种表现，而霉变的甘蔗会产生一种叫"节菱孢菌"的真菌，这种菌会分泌3－硝基丙酸，这是种有毒物质。这种神经毒引发的最典型症状就是手呈强直状态，像鸡爪一样。食用霉变甘蔗严重时会致人死亡。

如何选购呢？品质好的甘蔗肉质清白汁亮、味甘甜，吃在嘴里无异常感觉。如果甘蔗外观无光泽、质地松软、两端长毛，有酸霉气味或酒味则不能购买。切开后剖面若有泛红黄色、棕褐色或青黑色斑点斑块，则表明已变质，必须扔掉。

哪些人不宜吃甘蔗

由于甘蔗性寒，脾胃虚寒和胃腹痛的人亦不宜食用。另外，因甘蔗含蔗糖较高，血糖高的人也不宜食用。

■**养生食谱**

甘蔗或甘蔗汁，生饮、热饮及制成糖等的性味作用都不同。甘蔗对于人体有很多功用益处，生蔗汁可用来清热、消食、解酒，而甘蔗煮熟之后能治喉咙肿痛。

食谱一　甘蔗粥

食材： 大米1杯，甘蔗1根。

做法：

1. 甘蔗削皮，切成块，放入榨汁机中榨汁；

2. 大米洗净，加水浸泡20分钟，移到灶台上煮开，改小火煮到米烂裂开，再加入甘蔗汁同煮；

3. 待米粒软烂，熄火盛出即食。

营养点评： 此粥简单易做，健脾润肺。

食谱二　甘蔗萝卜百合饮

食材： 甘蔗1根，白萝卜1／2个，新鲜百合2~4个。

做法：

1. 把甘蔗洗净榨汁，白萝卜榨汁；

2. 把新鲜百合洗净，切碎，放入少许沸水中煮烂，倒入甘蔗汁50毫升，萝卜汁50毫升，混匀后冰箱储存，可在临睡前服用1杯。

营养点评： 此甜品可滋阴降火，有助治疗慢性咽喉炎。

食谱三　甘蔗虾肉棒

食材： 河虾10~15只，甘蔗2小节，鸡蛋1个，胡椒粉、食盐、料酒、淀粉各适量。

做法：

1. 把虾洗净，去皮抽去虾线，稍晾后剁成虾泥，加入食盐、料酒、胡椒粉、鸡蛋、淀粉拌匀备用；甘蔗去皮，切成长棍状备用（小拇指细，不能太粗）；

2. 把虾肉泥包裹在甘蔗棍外面，制成甘蔗虾肉棒；

3. 锅中入油烧热，将制好的甘蔗虾肉棒炸至表面金黄色即可。

营养点评： 此道菜香酥弹牙，对于喜欢吃油炸食物的人来说，虾的寒凉以及甘蔗的润燥能抵消烹饪时的火气，可谓寒火中和，不过也不要贪吃哦。

木耳　润肺凉血　解秋乏

秋季气候干燥，有些人还会感到浑身无力，身体疲倦，就是所谓的"秋乏"，而此时吃黑木耳好处多多。

木耳的食疗功效：可润肺凉血、解秋乏

木耳，别名黑木耳、光木耳，木耳菌状如耳朵，寄生于枯木上，有"素中之荤"之称。

中医认为，黑木耳性平，味甘，入肺、胃、大肠经，具有益气、润肺、补脑、凉血、止血、活血、强志、养颜等功效。

营养学认为，黑木耳中含有大量的糖类，蛋白质约10%，脂肪、纤维素、铁、钙、磷、胡萝卜素、维生素B_1、维生素B_2和维生素C等营养物质。黑木耳的胶质体具有很大的吸引力，它能帮助把残留在人们消化系统中的灰尘、杂质集中起来，排出体外，因此黑木耳有"血管清道夫"之称。

此外，木耳多糖可降低血浆纤维蛋白原含量，从而降低血小板黏附率和血液黏稠度，且木耳能凉血活血，从而提神解乏。

木耳质地柔软，口感细嫩，是一种营养丰富的食用菌，它不但为菜肴大添风采，而且能养血驻颜，祛病延年。

选购木耳的技巧

对于木耳，一要辨真假，二要看品种。

怎样识别真假木耳呢？一般说来，真木耳一般质地较轻，通常是水分含量少、不混有其他杂物、清淡无味。辨别方式有以下几种：取少许黑木耳用手捏，如果易碎，放开后朵片有弹性，且能很快伸展的，说明含水量

少，是真木耳，如果用手捏有韧性，松手后耳瓣伸展缓慢，感到分量重，说明含水量多，就有可能是假的；取少许黑木耳入口略嚼，感觉纯正无异味，并有清香气，是真木耳，如果有异味、怪味，则为掺假品，如有涩味说明用明矾水泡过，有咸味是用盐水泡过，有甜味是用糖水拌过，有碱味是用碱水泡过。假黑木耳不仅会增加分量，而且质量也差。

而木耳大致分为南方木耳和北方木耳两大类别，以东北黑木耳的品质为佳。那么该如何选择呢？北方尤其是东北的气温低，较为厚身，颜色黑亮，口感更为爽口。而南方的木耳由于生长速度比较快，虽然形状好看，比较薄身。不过在营养价值方面，两者并无明显区别。煲汤、炒食可以用南方木耳，凉拌可用北方木耳。

▌哪些人不宜吃木耳

虽然黑木耳好处多多，但要吃不对也会伤身，出血性脑卒中患者由于凝血功能较差，要慎食。

▌养生食谱

木耳经过高温烹煮后，才能提高膳食纤维及黑木耳多醣的溶解度，有助于吸收利用，所以木耳一定要煮熟，不要泡水发起后就直接食用，尤其是凉拌菜时最好先用开水烫烫再食。

食谱一　黑木耳鸡汤

食材：仔鸡1/2只，黑木耳50克，食盐、花椒、葱、姜、料酒各适量。

做法：

1. 仔鸡剁小块，切好之后洗干净，木耳泡半小时，洗干净，去蒂切小块，姜切片，葱切段；

2. 锅中倒冷水，倒入鸡块，加花椒、姜片、葱段、料酒；

3. 大火烧开，撇出浮沫，转小火把鸡块烧八成烂，大概要30分钟；

4. 倒入洗好的木耳，小火煮10分钟加食盐调味即食。

▌营养点评：此汤清肠胃润肺。

食谱二　荸荠炒黑木耳

食材：荸荠6~8个，干黑木耳10~12颗，辣椒、大蒜、食用油、食盐、白砂糖各适量。

做法：

1. 荸荠去皮切成片，干黑木耳冷水泡发后控干待用，大蒜拍碎，辣椒切成小段；

2. 炒锅加热下食用油烧至五成热，下蒜末和辣椒慢慢爆香，放荸荠在油里翻炒几下；

3. 接着下黑木耳同炒，炒至黑木耳有一点软塌，放白砂糖、食盐，炒匀后即可起锅。

营养点评：木耳和荸荠一起搭配的这道菜，更能达到清肺养胃、活血凉血的作用。

菜谱三　凉拌黑白木耳

（具体做法见本书《银耳　滋阴润燥　瘦身》一文）

红薯　健脾胃　通便养颜

民间有一句俗语叫"消化不良，红薯为粮"。这是为什么呢？因为红薯味甘，且红薯肉色黄，五味中甘味入脾，五色中黄色入脾，而脾胃互为表里，所以红薯能有效补益脾胃、促进消化、强身健体的功效。

红薯的食疗功效：可健脾胃、通便养颜

红薯，又称白薯、地瓜、甘薯、番薯、山芋等。中医认为红薯入脾、肾二经，既能滋补脾胃，开胃消食，还能够滋补肾阴，使人身强体壮，正如李时珍在《本草纲目》中所说："红薯，补虚乏，益气力，健脾胃，强肾阴。"

现代医学认为，红薯富含蛋白质、淀粉、果胶、氨基酸、膳食纤维、胡萝卜素、维生素A、B族维生素、维生素C、维生素E以及钙、钾、铁等10余种微量元素，红薯除了具有减肥、抗癌等功效外，还可以有效地防止

钙流失。此外，红薯中含有大量的膳食纤维，能够有效刺激肠道蠕动和消化液的分泌，降低肠道疾病的发生率。

红薯含有一种氧化酶，这种酶容易在人的胃肠道里产生大量二氧化碳气体，如红薯吃得过多，会使人腹胀、呃逆、放屁。

老年人脾胃虚弱，也应多喝点红薯粥，因为它易于消化，保护胃肠，还能促进胃肠运动，使排便更加轻松，让老年朋友摆脱便秘的困扰。

选购红薯的技巧

选购的红薯不要太长，也不要太圆，而且皮的颜色要足够红，这样的红薯营养才丰富，而发霉的或发芽的红薯最好不要吃。尤其是有黑色斑点的红薯皮更不能食用，会引起中毒。

哪些人不宜吃红薯

红薯虽然味美甘甜，但也不宜多吃，多吃红薯会导致滞气、烧心、吐酸水、腹胀和排气，所以还是要适量进食才好。腹泻患者和糖尿病患者不宜吃红薯。有胃病的人不能吃得太多，以免胀胃。

养生食谱

红薯的吃法多种多样，可以煮、蒸、烤，也可以生吃，还能够加工成粉，制成馒头或面条等。《医林纂要》说生吃红薯"止渴，醒酒，益肺，宁心"，而熟食则可以"益气，充饥"。不过最为常见的还是煮着吃。红薯缺少蛋白质和脂肪，因此要搭配蔬菜、水果及蛋白质食物一起吃，才不会营养失衡。

食谱一　红薯大米粥

食材：红薯250克，大米100克，白砂糖适量。

做法：

1. 将红薯洗净切成小块，与大米同入锅内；
2. 加水适量煮粥，待煮成稠粥，离火时加入白砂糖调味服之。

营养点评：红薯、大米或白面混吃，可以提高主食的营养价值，使人延年益寿。此粥能滋补脾胃、开胃消食。

食谱二　红薯芝士汤

食材：红薯1个，芝士50克，鲜牛奶1盒，食盐、白砂糖、胡椒粉各适量。

做法：

1. 红薯洗净，放蒸锅蒸透，15分钟左右取出，捣碎红薯成泥；

2. 起锅，加入芝士、牛奶、红薯泥一起煮沸，边加热边搅动，最后加食盐、白砂糖、胡椒粉调味即可。

营养点评：此汤通便排毒，减肥瘦身。

食谱三　红薯糖水

食材：红薯1根，老姜、干红枣、冰糖各适量。

做法：

1. 把红薯去皮，切成3厘米的块状，干红枣用温水略泡，冲洗干净，老姜切片；

2. 煮沸锅中的水后改小火，将红薯块、干红枣和姜片放入同煮约1小时；

3. 加入冰糖稍煮一会，彻底融化即可关火。

营养点评：此甜品润胃养颜，四季皆宜。

石榴　治腹泻 抗胃溃疡

每当秋季，石榴的果实种子色彩缤纷，红如玛瑙，白若水晶。石榴入口汁多，酸甜爽口，有"御饥疗渴，解酲止醉"之功。

石榴的食疗功效：治腹泻、抗胃溃疡

中医认为，石榴味甘、酸、涩，性平，入大肠、肾经，可治腹泻或痢疾经久不止，久咳不愈等。

营养学认为，石榴种子含有机酸、糖类、维生素C，果皮含生物碱、鞣酸、熊果酸。可生食或捣汁服。

石榴可谓全身是宝，果皮、根、花皆可入药。石榴皮有明显的抑菌和收敛功能，能使肠黏膜收敛，所以能有效地治疗腹泻、痢疾等症，对志贺菌属、大肠埃希菌有较好的抑制作用。另外，石榴的果皮中含有碱性物质，有驱虫功效；石榴花则有止血功能，且石榴花泡水洗眼，还有明目的效果。

石榴籽是可以吃的，少量嚼服石榴籽，可以促进肠胃蠕动，帮助消化。此外，石榴籽内所含的石榴籽多酚是一种强抗氧化剂，能使皮肤更有弹性，还具有保护心血管、抗炎和减缓运动损伤的功效。仔细品尝时会发现，石榴籽周边的肉是最甜的。

选购石榴的技巧

怎样挑到好吃又不涩的石榴？从品种而言，市面上最常见石榴分3种颜色，红色、黄色和绿色，有人认为越红越好，但其实石榴因品种的关系，一般是黄色的最甜。

选时看光泽亮不亮，如果光滑到发亮那说明石榴新鲜，如果有大范围的黑斑说明已经是不新鲜了。选时还要掂重量，同等大小的石榴放在手心感觉重一点的，就是熟透了的，里面水分会比较多。最后看石榴的皮是不是很饱满，就是皮和里面的肉是否紧绷，如果是松弛的，那就代表石榴不新鲜了。

哪些人不宜吃石榴

注意，泻痢初起及咳嗽痰多初起时均不宜吃石榴。另外，小孩不宜多吃，老人和肠胃功能弱的人亦不能多吃，一天最多吃半个。正常人一天最多吃1个石榴，因为石榴中果酸含量很高，吃多了对牙齿和肠胃都会造成伤害。

养生食谱

石榴作为水果，一般都是生食、榨汁等，如加工成清凉饮料或酿酒造醋，也滋味独特，别具风格。另外，石榴皮也可以用来烹饪。

食谱一　石榴苹果糖水

食材：石榴1个，苹果1个，冰糖少许。

做法：

1. 把石榴剥开，剥籽后放置，苹果削皮后切成块，厚度适中；

2. 把石榴籽和苹果块放入炖锅中，加入清水稍盖过，放入冰糖；

3. 先用大火煮至烧开，调至小火，煮40分钟左右，看到苹果已经透明松软即可。

营养点评：此汁润燥、止血、涩肠。

食谱二　石榴皮蜂蜜汁

食材：石榴皮100克，蜂蜜适量。

做法：

1. 把石榴剥皮，皮洗净，放入砂锅；

2. 加水煮沸30分钟，加蜂蜜，煮沸滤汁。

营养点评：此汁润燥、止血、涩肠。

寒露：养肺阴　补肾健胃　防抑郁

每年的10月8日前后（10月8日～9日），太阳移至黄经195度时为二十四节气的寒露。"寒露"的意思，是此时期的气温比"白露"时更低，地面的露水更冷，快要凝结成霜。现在进入"晚秋""深秋"阶段了。

凉爽转为寒冷　时常气温骤降

寒露是深秋的节气，在二十四节气中最早出现"寒"字，表示由凉爽向寒冷的转折。

如俗语所说的那样，"寒露寒露，遍地冷露"。

寒露以后，北方冷空气已有一定势力，我国大部分地区在冷高压控制之下，雨季结束。天气常是昼暖夜凉，晴空万里，一派深秋景象。

气温降得快，是寒露节气的一个特点。一场较强的冷空气带来的秋风、秋雨过后，温度下降8℃或10℃已经是较常见。

寒露前后开始，空气中的水分逐渐减少，空气趋于干燥，人体同样缺少水分，易出现口鼻目干、皮肤粗糙、大便秘结等现象。

饮食十字诀：养肺阴　补肾健胃　防抑郁

当气候变冷时，正是人体阳气收敛，阴精潜藏于内之时，故应以保养阴精为主，也就是说，从寒露开始，要更加注重"养收"这一原则。最好要因时制宜，安排好日常的饮食起居，增强机体免疫力。

"寒露"时节起，雨水渐少，天气干燥，昼热夜凉。从中医角度上讲，这节气最大的特点是"燥"邪当令，而燥邪最容易伤肺伤胃。在此时期人们的汗液蒸发较快，因而常会出现皮肤干燥、皱纹增多、口干咽燥、干咳少痰，甚至毛发脱落和大便秘结等现象，所以养生的重点是养阴防燥、润肺益胃。可多食一些适合秋冬进食的食品，如芝麻、核桃、银耳、番茄、莲藕、牛奶、百合、沙参。少吃辛辣刺激、香燥、熏烤等食物。另外，现在这个时节，板栗、柿子均已上市，可适当吃吃这些当季的蔬果。

寒露后应多吃根菜，如胡萝卜、红薯、土豆、芋头等，适当多食甘、淡滋润的食品，既可补脾胃，又能养肺润肠，可防治咽干口燥等症。

由于气候渐冷，日照减少，风起叶落，易使人出现情绪不稳，易于伤感的忧郁心情。因此，保持良好的心态，培养乐观之心也是此时要培养的养生好习惯。

推荐食材

❀ 白果　治咳喘　润皮肤 ❀

传统中医理论认为，肺主皮毛，其通过宣发作用，将卫气和气血津液输布全身，温养肌肤皮毛，以维护正常功能。而解决秋季皮肤瘙痒，可从肺部功能失调入手。比如吃吃养肺的白果、雪梨等。

白果的食疗功效：治咳喘、润皮肤

每年九、十月份是新鲜白果上市的时节，尤其是寒露前后，果肉最饱满，营养也最丰富。

白果，又称银杏、果仁、鸭脚子。中医认为白果味甘、涩，性平，入肺、肾经。白果有敛肺气、治喘嗽等功效。

而现代研究表明，白果含蛋白质、氨基酸、脂肪、胡萝卜素、维生素B_2、钙、磷、铁和微量氢氰酸等。而且对葡萄球菌、结核分枝杆菌、白喉棒状杆菌、大肠埃希菌、伤寒沙门菌均有抑制作用，对皮肤真菌也有作用。

选购白果的技巧

购买白果时，可以通过一看二摇三嗅来挑到好白果：一看外观，优质的白果外表洁白、无霉点、无裂痕，新鲜的白果种仁黄绿，若种仁灰白粗糙、有黑斑则表明其干缩变质；二摇听音，摇动种核无声音者为佳，有声响者表明种仁已干缩变质；三嗅味道，种仁无任何异味者表明未变质，如果发现臭味，虽未霉变干缩但也说明其开始变质。

哪些人不宜吃白果

有病毒感染的人忌吃白果。

养生食谱

白果营养价值高，但是不能生吃，必须熟食，或者入丸、散。假如熟食，也不能过量，每次以 10~15 个为宜，否则易于中毒。中毒时可出现头痛、发热、惊厥、烦躁、呕吐、呼吸困难等。

食谱一　白果雪梨奶

食材：白果10克，雪梨1个，牛奶250毫升，蜂蜜适量。

做法：

1.将白果去壳，用开水烫去衣去心；雪梨切块待用；

2.将白果和切块的梨放入锅中，加清水适量，用小火将白果煮1小时左右至熟透；

3.加入牛奶后煮沸，用蜂蜜调匀即成。

营养点评：此甜品常喝可润肤，适合秋冬干燥引起的皮肤起皮瘙痒。

食谱二　白果炒虾仁

食材：白果50克，虾仁80克，葱、食盐、食用油、料酒各适量。

做法：

1. 虾仁剥去虾线洗净备用，葱切葱花，白果用温水浸泡2～3小时后去掉表皮和胚芽；

2. 锅中油热后入虾仁炒，待呈红色后放白果、加食盐、料酒迅速翻炒，起锅前再入葱花炒一下即可盛盘。

营养点评：此菜可润肤，改善体力不支。

食谱三　白果炖鸡

食材：鸡半只，白果50克，食盐适量。

做法：

1. 白果先用温水浸泡2～3小时，之后去掉表皮和胚芽，鸡剁成块在沸水中汆后捞出；

2. 把鸡块放进砂锅加入适量清水，放入白果，大火煮沸后，撇去浮沫，关至小火，小火慢炖后加入食盐调味即食。

营养点评：咳嗽发热、呼吸不畅等患者可食用。

柿子（饼）　止血润便　治咽喉痛

咽喉痛是一种最常见的病症，比如感冒、扁桃腺炎、鼻窦炎、百日咳、咽喉炎以及病毒感染通常都伴有咽喉痛。它多发于一年中的寒冷季节，从寒露开始天气转冷，可多吃柿子、柿饼来治咽喉疼痛。

柿子（饼）的食疗功效：止血润便、治咽喉痛

柿子是我国的特产果品。果大皮薄，味甜无籽，营养价值丰富。富含

糖、胡萝卜素、维生素C以及钙、磷等成分。

新鲜柿子有凉血止血作用；柿霜润肺，可用于咽干、口舌生疮等；柿蒂有降逆止作用；柿饼和胃止血；柿叶有止血作用，用于治疗咳血、便血、出血、吐血；新近研究发现柿子和柿叶有降压、利水、消炎作用。

柿饼是由柿子加工而成的，其色灰白，新鲜的柿子里含有大量水分、葡萄糖和果糖等，被晒成柿饼时，水分逐渐蒸发，果肉所含的葡萄糖和果糖渗透到表皮，形成的葡萄糖结晶等，类似蜜饯外面的糖浆，堪称柿子的精华。

柿饼性甘，无毒，可润心肺、止咳化痰、清热解渴、健脾涩肠。中医以柿饼入药，利用其止血润便的作用治疗痔疮肿痛、直肠出血和产后打嗝不止等。同时，柿饼上的"白霜"使得整个柿饼都是干燥的，具有清热生津，止渴利咽的作用。

选购柿饼的技巧

买柿饼就怕涩口，柿饼挑选时以个大、圆整、柿霜厚而洁白、手感软糯、肉质深橘红、味甜不涩的为佳。

看外表，柿饼色泽橘红、皮薄、"屁股"部分没有呈现黑色即代表品质较佳，此外，柿饼水分少，可常年保存。最好放在冰箱冷冻保存，吃时取出即可。

假如觉得柿饼苦涩，可同能释放大量乙烯催熟的香蕉等水果保存，过了2天后柿饼会变得清甜。

哪些人不宜吃柿子（饼）

糖尿病患者、脾虚泄泻、便溏、体弱多病、产后、外感风寒者忌食；患有慢性胃炎、排空延缓、消化不良等胃动力功能低下者、胃大部切除术后者不宜食柿子、柿饼。

养生食谱

柿子作为水果，大部分都是生食，而柿饼可用蒸、煮、沏茶等方式烹饪。

食谱一　冰糖蒸柿饼

食材：柿饼3个（去蒂），冰糖适量。

做法：

1. 将柿饼放入水和冰糖中；

2. 将装有柿饼和冰糖的碗放在蒸锅内，用大火将水烧开，调为小火蒸至柿饼绵软后食用。

营养点评：此点心有润肺化痰、治咽喉疼痛功效。

食谱二　柿饼桂皮茶

食材：柿饼20克，生姜5克，桂皮25克，白砂糖适量。

做法：

1. 柿饼去蒂，在温热的汤汁中浸泡3小时，把生姜切成薄片，放入锅中，加入水熬煮30分钟后，放入桂皮继续熬熟；

2. 煮好后捞出生姜和桂皮，汤汁加白砂糖熬至糖完全溶化，关火；

3. 将泡柔软的柿饼连汤汁盛在茶碗里一并饮用。

营养点评：因为生姜和桂皮可以减少柿饼的寒性，此茶适合体寒者服用。

食谱三　陈皮柿饼粥

食材：柿饼2个，陈皮3片，糯米50克。

做法：

1. 把柿饼切成块状或条状，陈皮用冷水冲洗干净，糯米用冷水泡1个小时待用；

2. 把糯米同清水放入锅内用大火煮开后转小火熬煮至烂；

3. 加入柿饼条和陈皮，搅拌，10分钟左右关火即食。

营养点评：此粥健脾、润肺、止泻，适用于慢性肠炎、腹泻等症。

🌸 胡萝卜 健脾消食 补肝明目 🌸

秋冬皮肤粗糙干燥，可以多吃含维生素A较高的菜，如胡萝卜。除此之外，胡萝卜还有很多其他的食疗功效。

胡萝卜的食疗功效：可健脾消食、补肝明目

胡萝卜，又名黄萝卜、金笋、丁香萝卜、红芦菔、甘笋、黄根、卜香菜、药萝卜。

中医认为，胡萝卜味甘，性平，归肺、脾，具有健脾化滞、清凉降热、润肠通便、增进食欲等功效。胡萝卜富含糖类、脂肪、挥发油、维生素A、维生素B_1、维生素B_2、花青素、胡萝卜素、钙、铁等营养成分。

维生素A可以维持眼睛和皮肤的健康，有皮肤粗糙和夜盲症的人，多是缺乏维生素A的缘故。现代医学已经证明，胡萝卜素转变成维生素A可改善皮肤粗糙、夜盲症，还有助于增强机体的免疫机能，在预防上皮细胞癌变的过程中具有重要作用。胡萝卜中的木质素也能提高机体免疫机制，间接帮助消灭癌细胞。

维生素A是骨骼正常生长发育的必需物质，有助于细胞增殖与生长，是机体生长的要素，对促进婴幼儿的生长发育具有重要意义。

选购胡萝卜的技巧

胡萝卜的品种很多，按色泽可分为红、黄、白、紫等数种，我们常见的是红、黄两种。细小的胡萝卜含糖更多，味道更甜，口感也脆一些。红色细胡萝卜的胡萝卜素和番茄红素也比较多，因此最好挑细小、颜色偏红的胡萝卜。

哪些人不宜吃胡萝卜

胡萝卜性平，大部分都能吃，最好是煮熟吃。

养生食谱

胡萝卜供食用的部分是肥嫩的肉质直根。胡萝卜中的胡萝卜素是脂溶性的，因此需要油脂帮助其吸收。如果喜欢生吃胡萝卜，比如凉拌萝卜丝

时，放的油越多，胡萝卜素吸收越多，但是另一方面，油太多了也不利健康。如果喜欢熟吃胡萝卜，哪怕只是煮熟后，用一点点香油凉拌，也能获得很多的胡萝卜素，效果和用很多油时差不多。甚至不用油，靠摄入别的菜中的脂肪，一样能让胡萝卜素好吸收。因此为了吃得健康，还是熟吃好。

食谱二　白果炒虾仁

食材：胡萝卜1根，猪肝250克，淀粉、料酒、食盐、白醋、生抽各适量，生姜数片。

做法：

1. 将猪肝洗净切成薄片，用冷水加白醋浸泡30分钟至水清，中间要换水2~3次；

2. 将猪肝用淀粉、料酒、生抽、食盐拌匀腌好待用；

3. 胡萝卜洗净去皮，切片；

4. 煮沸清水，放入胡萝卜，用小火煲30分钟，再放猪肝、姜片煮至熟，下食盐调味即可食用。

营养点评：此汤补肝养血益目，适用于夜盲、目涩、目难远视。

食谱二　白果炒虾仁

食材：胡萝卜2根，生抽、白砂糖、老抽、食盐各适量。

做法：

1. 胡萝卜去皮，切滚刀块，薄、小为宜，把生抽、老抽、白砂糖按2∶1∶2比例调和，加食盐混合调成汁（糖略多一点更好吃）；

2. 平底锅倒油烧热，加入胡萝卜块，中小火慢慢烧，将胡萝卜慢慢烧软；

3. 待胡萝卜的棱角变圆，变得绵软后倒入调味汁，待汤汁烧至略干，香味渗入胡萝卜就可以关火了。

营养点评：胡萝卜在烹调时最好不放醋，这样营养物质就不会轻易被破坏。

食谱三　胡萝卜炒鸡蛋

食材：胡萝卜半根，鸡蛋2个，淀粉、食盐各适量。

做法：

1. 胡萝卜去皮，切细丝备用，鸡蛋打到碗里搅拌均匀，加少许食盐、淀粉，搅拌均匀；

2. 锅中倒入少许油，加热到中等温度，把鸡蛋液倒入锅中，轻轻转动锅体，让蛋液均匀铺到锅底，形成一个蛋饼，盛出晾着，把鸡蛋饼切成丝；

3. 锅中再次放油加热，倒入胡萝卜丝翻炒均匀，大概需要5分钟，之后倒入鸡蛋丝翻炒均匀，然后加入食盐出锅。

营养点评：鸡蛋与胡萝卜等蔬菜搭配，能增加类胡萝卜素的摄入，而且味道也很好。

栗子　健脾胃　补肾壮腰

早在唐代，医药学家孙思邈就说板栗是"肾之果也，肾病宜食之"。人到中老年，由于阳气渐渐衰退，会出现腰膝酸软、四肢疼痛、牙齿松动、脱落，这些都是肾气不足的表现，当从补肾入手，及早预防，可以多吃栗子。

栗子的食疗功效：可健脾胃、补肾壮腰

栗子，又名板栗、大栗、栗果、毛栗、棋子。栗子不仅含有大量淀粉，而且含有蛋白质，维生素等营养素，有"干果之王"美称。栗子可代粮，与枣、柿子并称为"铁杆庄稼"、"木本粮食"，是一种价廉物美、富有营养的滋补品及补养的良药。

中医认为，栗子性温，味甘，入脾、胃、肾三经，有养胃、健脾、补肾、壮腰、强筋、活血、止血、消肿等功效，适用于肾虚所致的腰膝酸软、腰脚不遂、小便多、脾胃虚寒引起的慢性腹泻及外伤骨折、瘀血肿痛、皮肤生疮、筋骨痛等症。栗子是补肾佳品，兼有健脾益气、清热解毒、止泻治咳等功效。

秋冬是吃栗子的好时节，无论生吃还是炒食、煨食，都可以达到理想的补益效果。栗子早晚各生食1~2颗，对老年肾亏、小便频繁者有益，还适合吐血、便血的患者；假如将栗子煨食、炒食，则适宜于脾胃虚寒的人吃。

选购栗子的技巧

新鲜栗子容易发霉变质，炒熟之后就不容易分辨其是否新鲜。一旦碰上发霉的陈栗子，千万不可食用，否则容易引起食物中毒。

挑选新鲜栗子时，先看颜色，假如表面光亮亮、颜色深如巧克力的栗子不要买，是陈年的，要选颜色浅、表面像覆了一层薄粉不太光泽的才是新栗子；陈年栗子上的毛一般比较少，只在尾尖有少许，而新栗子尾部的绒毛一般比较多；另外，栗子表面不能有虫眼。

若想要栗子清甜，就选一面是圆形，一面是平面的栗子，不要选两面都扁平的栗子。

哪些人不宜吃栗子

栗子生吃太多不易消化，熟吃太多易滞气。糖尿病患者应少吃或者不吃，因为板栗的含糖量非常高。

最好在两餐之间把栗子当成零食，或做在饭菜里吃，而不是饭后大量吃，以免摄入过多的热量，不利于保持体重。

栗子味甘，性温，能够"益气补脾、厚肠胃、补肾强筋"，有很好的温补身体作用。不过，上火严重、发烧的人最好不要多吃。

养生食谱

栗子吃法很多，可生食、也可煮汤、炒食，还可做成甜品，都很美味。

食谱一　栗子焖鸡翅

食材：鸡翅根3个，栗子100克，鸡蛋1个，酱油、白砂糖、啤酒、面粉、淀粉、葱、蒜粒和姜各适量。

做法：

1. 准备好啤酒、酱油和白砂糖拿一个碗装、拌匀、葱切段；姜切末，栗子剥壳待用；

2. 鸡翅根上划几道，把调料根据口味倒入，然后放葱段、蒜粒和姜末腌上2个小时入味；

3. 一个鸡蛋打散成蛋液，面粉和淀粉按照1：1比例倒入蛋液中，把鸡翅根裹上面液；

4. 油锅加热，放入鸡翅根炸，待所有的鸡翅根都炸好后沥下油备用，锅里放少许油，炒香姜片、葱段和蒜粒，放入鸡翅翻炒几下后倒入酱油上色；

5. 倒入啤酒，水面没过鸡翅一半就够了，然后根据口味加点食盐和白砂糖；

6. 倒入剥好的栗子，转小火慢炖大约15分钟到20分钟使鸡翅的面糊吸了汤水入味，大火收汤出锅即可。

营养点评：此菜补肾健脾、强筋活血。

食谱二　糖炒栗子

食材：栗子1000克，食盐500克，白砂糖少许。

做法：

1. 把栗子洗净，用剪刀或刀把栗子皮割开，深度大概为5毫米，长度要超过皮（这点别偷懒，栗子一定要在尾部皮厚处切开，可有效防止爆炸，并使栗子壳更容易剥开），放在冷水里浸泡10分钟沥干；

2. 开中火，把炒锅烧干（最好是铁锅），将食盐倒入，同时倒入已经沥干的栗子，要在盐还是冷的时候放栗子，慢慢翻炒，使栗子受热均匀，否则生熟会不一致，过了几分钟后，可看见栗子慢慢胀开；

3. 加快翻炒的频率，使先前粘在栗子壳上的盐粒慢慢脱离，同时颜色渐渐转深，慢慢加入加一勺白砂糖，盐粒开始发黏，渐渐变成黑色，同时糖焦化，焦香四溢，这时翻炒速度需要不断加快，并使铲子从锅底插入掀起，保证焦糖不粘锅底；

4. 待炒到盐粒不再发黏，即关火，盖上锅盖焖一小会，让栗子熟透，然后用漏勺将栗子捞出即可。

营养点评： 在这个"地沟油"横流的"食"面埋伏关头，在家自制一盘可口放心的糖炒栗子，好吃、安全又营养。糖炒栗子容易上火，不要贪嘴。

食谱三　栗子红薯排骨汤

食材： 栗子500克，红薯1个，排骨2根，红枣100克，姜、食盐各适量。

做法：

1.排骨洗净切块，在沸水中飞水后捞起待用，栗子去壳去衣，红薯去皮、切大块，红枣洗净拍扁去核，姜切片；

2.煮沸水，放入排骨、栗子、红枣和姜片，大火煮20分钟，转小火煲1个小时，放入红薯块，再煲20分钟，下食盐调味即可食用。

营养点评： 栗子健脾补肾、红薯健脾胃，红枣能补充维生素，加上排骨炖汤，在秋冬季喝上一碗汤十分适宜。

霜降：防寒养阳　润燥　健脾胃

"霜降"是秋季的最后一个节气，是秋季到冬季的过渡节气。每年阳历10月23日前后，太阳到达黄经210度时为二十四节气中的霜降。"霜降"表示天气逐渐变冷，露水凝结成霜。

气温骤降　防呼吸道心血管疾病

到了"霜降"这个节气，作物、草木开始泛黄、落叶。一天中温差变化会很大，常有冷空气侵袭，而使气温骤降。因此，越来越多的人都不同程度的出现了嗓子疼、鼻干、鼻塞、口干、咳嗽等呼吸系统症状，每天可以搓揉迎香穴（就是鼻翼两侧，鼻翼外缘中点旁），这个穴位对消除鼻塞的作用很明显，觉得呼吸不畅的时候赶紧揉一揉这个穴位。

此外，因天气变化很快，患有肠胃疾病、高血压及脑血管硬化的患者要特别注意，在户外运动不要太过剧烈，衣物也要添加足够。

霜降时节温度降低，心脏负荷加重，再加上气候干燥，睡眠时水分消耗过大，睡前可喝点白开水，早晨可做点户外活动增加血液循环。

饮食九字诀：防寒养阳、润燥健脾胃

霜降到冬至的这段时间里，可通过适当食疗来补足阳气，驱走寒气，比如当归、桂圆、生姜都是很好的食材。

对于心血管疾病患者，饮食应注意低脂、低盐，不要为了御寒而多食脂肪含量高的食物，可多吃新鲜蔬菜、水果，如山楂、茄子、板栗可开胃或降低胆固醇；而莴笋、土豆、板栗含钾比较丰富，也可适量进食。

因霜降节气是慢性胃炎和十二指肠溃疡等病复发的高峰期，因此消化系统疾病患者饮食宜温和，少吃生冷、不洁、腐败变质食物，可吃些小白菜、卷心菜、面食、鱼类、苹果、酸奶等，且烹调方法应以蒸、煮、烩、炖为主，忌油煎炸食物。

在这个秋冬过渡的节气，趁机把身体好好平补一番，准备迎接即将到来的冬天吧。

推荐食材

🌸 苹果 治腹泻通便 降血脂 🌸

霜降时节，肠道疾病高发，心血病高升，养生口诀里有句说得好，"生梨润肺化痰好，苹果止泻营养高"。

苹果的食疗功效：治腹泻通便、降血脂

苹果有"智慧果"、"记忆果"的美称。中医认为苹果性凉，味甘、微酸，归入肺、脾、胃经。食用苹果有清热除烦、生津止渴、益脾止泻、助消化等功效。

苹果有很好的降低血脂作用。苹果含有果胶属于可溶性纤维，能促进胆固醇的代替，更可促进脂肪排出体外。苹果含有充足的钾，可与体内过剩的钠结合并排出体外，从而降低血压。同时，钾离子能有效保护血管，并降低高血压、中风的发生率。苹果中所含的多酚及黄酮类物质也能有效预防心脑血管疾病。

在秋天拉肚子的现象不少见，吃苹果还能止泻。苹果中含有大量有机酸如鞣酸、凝酸等成分，具有很好的收敛作用，果胶、纤维素有吸收细菌和毒素的作用，具有抑制和消除细菌毒素的作用，所以能止泻；而苹果中的纤维、有机酸又可刺激肠道使大便松软而通畅，所以苹果既可止泻又能通便。但腹泻的时候可别"吃反了"。吃新鲜苹果有通便的作用，而有良好止泻作用的应是煮熟的苹果。腹泻时，可每隔几小时吃个苹果。最好将苹果煮熟，以软化纤维素，缓解肠道蠕动。

选购苹果的技巧

因苹果打蜡现象严重，表面光泽特别亮、比较漂亮的苹果，有可能就是打过蜡的。但食用蜡和工业蜡不太容易用肉眼分辨，因此在购买水果时不要只选漂亮的，要从气味、颜色等方面挑选，以新鲜为标准，可多选购一些外表"朴实"的水果。

此外，苹果按颜色分可有红、青、黄3种，3种苹果在中医里药效也大不相同。中医认为红苹果入心，常吃可降低血脂、软化血管的作用更强，可保护心脑血管健康，老年人可以多吃一些。而青苹果具有养肝解毒的功效，并能对抗抑郁症，因此较适合年轻人食用。此外，青苹果还可促进牙齿和骨骼生长，防止牙床出血。还有一种黄苹果，常吃对保护视力有很好的作用，经常使用电脑的上班族可适当进食。

大多数人会遇到这样的问题，苹果削皮后容易氧化变色，让人立刻就没有了食欲。可以将苹果浸在凉水中，再滴入几滴柠檬汁，就可以预防变色变味了。

哪些人不宜吃苹果

经常吃苹果的人，其牙质受损的概率会增加3.7倍。因此，牙齿不好的人，最好少吃苹果，或者吃完立即喝水或漱口。

养生食谱

苹果作为水果，可生食，也可蒸、熟、炸等。还可在炖肉汤时加入苹果，不仅祛腥味，还降血脂。

食谱一　拔丝苹果

食材：苹果2~3个，白砂糖、食用油、淀粉各适量。

做法：

1.把苹果洗净，削去外皮，切成均匀大小的块；

2.把淀粉加水制成淀粉糊，放入苹果块，让其裹上一层淀粉糊；

3.锅里放油，六成热时放入裹好淀粉的苹果炸，炸到金黄色即可盛入盘中备用；

4.把油倒出来刷干净锅，放入少许油和白砂糖，用小火慢慢熬制，直到白糖化开变色；

5.倒入炸好的苹果快速翻匀即可食。

营养点评：此甜品可软化血管，糖尿病患者不宜食用。

菜谱二：苹果沙拉

食材：苹果1个，香梨1个，圣女果5个，清淡沙拉酱、酸奶、蜂蜜适量。

做法：

1.把苹果、香梨去皮、圣女红果切丁；

2.沙拉酱、酸奶和蜂蜜拌匀，将圣女果与苹果、香梨充分混合，浇上酸奶、沙拉酱即可。

营养点评：吃新鲜苹果有通便的作用，把苹果和梨、酸奶等一道做在一起，可多方面调理身体。

食谱三　苹果石榴糖水

（详细做法请见本书《石榴　治腹泻　抗胃溃疡》一文　）

牛奶　润燥润肠　治皮肤干燥

到了霜降节气，转眼就要到冬天了，多喝牛奶，仅补充钙质，还能润肠胃。酸奶、牛奶、奶酪都是不错的选择。

牛奶的食疗功效：可润燥润肠、治皮肤干燥

秋天以润燥为主，而牛奶，在中医里认为，味甘，性平，入心、肺经，可补虚损、益肺胃、生津润肠、治便秘、皮肤干燥等。所以秋冬天喝牛奶合乎时宜。

营养学认为，牛奶是一种治疗失眠较理想的食物，牛奶不仅含丰富的蛋白质、脂肪、卵磷脂、乳糖、维生素A、维生素C、B族维生素、钙、磷等，还含有会使人产生困倦感觉的色氨酸，可以起到安眠的效果，加上牛奶的营养所产生的温饱感，更可增加催眠的效果，脱脂牛奶与不脱脂牛奶具有同样的作用。

据《中国居民膳食指南》建议，每人每天饮奶300克或食用其他相当量的奶制品，可获得约300毫克钙，加上其他食物中的钙，基本能够满足人体钙的需要。同时奶及奶制品还可以提供蛋白质、其他矿物质和维生素等营养物质，维持机体良好的健康状态。有条件者可以多饮用些。

选购牛奶的技巧

第一要选品种不选择品牌。因为在国内目前的牛奶品牌是不靠谱的，一些大企业的品牌是靠买广告买出来的。在选择品种的时候，有能力有条件的消费者可遵循如下的顺序或根据自己的喜好而选择：一优先奶酪，二为纯酸牛奶，三是选巴氏鲜奶，四是选常温奶，五为奶粉，六是益生菌含乳饮品。

备受年轻人青睐的"奶茶"饮料、早餐奶，其实含奶量极低，甚至是含奶量为零。就有媒体爆料，很多奶茶香浓的奶味都是有奶精、香精调配而成；而早餐奶大多属于调味奶，是以牛奶为主，但添加了诸多糖、香精、麦芽以及增味的可可、巧克力等配料。还有一些写着"含乳饮料"的产品，含奶量则更少，牛奶只占1/3，也就是说一瓶450毫升乳饮料，其实你只喝了150毫升牛奶，其余都是糖、水以及增稠剂、香精等食品添加剂。

哪些人不宜喝牛奶

不是人人都能喝牛奶，脾胃虚寒作泻及有痰湿积饮者慎用牛奶。而牛

奶不耐受的人群（即喝牛奶后容易拉肚子、腹痛）也较为常见，这点需要多加注意。

▮养生食谱

牛奶需要消毒后再饮用，为了发挥牛奶安神助眠的作用，睡前喝一杯热牛奶有助睡眠，还可在睡觉前泡15分钟的脚。

含有牛奶的食品有牛奶、酸奶、炼乳、乳饮料、各种奶酪、奶油、各种冰淇淋、慕思等甜食，奶酪蛋糕、含奶面包、蛋挞、松糕、蛋糕、牛奶巧克力、奶昔、奶油浓汤、添加牛奶或奶酪的菜品等。

食谱一　牛奶大枣粥

食材：纯牛奶500毫升，大枣4～6个，大米100克。

做法：

1. 先将大米与大枣洗净，大枣切成小块；
2. 把大米和大枣放入锅中，加清水用大火烧开，调成小火煮成粥；
3. 加入纯牛奶，再烧开即可食。

营养点评：此粥可补气血、健脾胃、安神，适用于体虚、气血不足引起的失眠等症。

食谱二　自制奶茶

食材：红茶（袋装1包），鲜牛奶200毫升，白砂糖或蜂蜜适量，炼乳适量。

做法：

1. 把红茶煮开（最好不用沸水泡，这样能更加浓）；
2. 趁热加入炼乳，充分搅拌；
3. 待2～3分钟后，接着加入鲜牛奶搅拌；
4. 待到室温，加入白砂糖或蜂蜜（最好是原味的），搅匀即饮。

营养点评：想喝美味奶茶，建议自己在家动手，才能实实在在喝到用鲜牛奶泡的真奶茶。

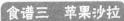

食谱三　苹果沙拉

（详细做法请见本书《苹果　治腹泻通便 降血脂》一文）

土豆　健脾胃 护心血管

气温降低，血压升高，可多吃富含钾的食物，比如说家常菜土豆。

土豆的食疗功效：可健脾胃、护心血管

土豆又叫马铃薯、山药蛋、洋山芋等。中医认为，土豆味甘，性平，入胃、大肠经。有益气健脾、通利大便的功效。如果有脾胃虚弱、消化不良、肠胃不和的人可以适量吃吃土豆。

西方科学认为土豆中的蛋白质比大豆还好，最接近动物蛋白；在德国，土豆被称为"穷人的面包"；在法国，则被称为"大地的苹果"。土豆还含丰富的赖氨酸和色氨酸，这是一般粮食所不可比的。土豆还富含钙、镁、钾、锌、铁，所含的钾可预防脑血管破裂；所含的蛋白质和维生素C，均为苹果的10倍，维生素B_1、维生素B_2、铁和磷含量也比苹果高得多。

吃土豆不必担心脂肪过剩，因为它只含0.1%的脂肪，是所有充饥食物中脂肪含量最低的。每天多吃土豆，可以减少脂肪摄入，可以让身体把多余脂肪渐渐代谢掉。土豆对人体有很奇妙的作用。瘦人吃能变胖，胖人吃能变瘦。不过，减肥者要注意的是要将土豆做主食而不是当菜来吃。每次吃中等大小的1个就好了。

选购土豆的技巧

有新闻爆出市场上出现了"翻新土豆"，如何辨别真假新土豆？用手指轻搓土豆的表皮，新土豆的表皮只要轻轻搓一下就会掉，而翻新的土豆表皮不容易剥掉；新土豆含水量比较大，手指甲按进去的部分有明显的汁液渗出，肉质坚硬，翻新土豆水分少，且肉质有胶皮感弹性。

另外，还会遇到土豆发霉、发青或者发芽的情况，这种土豆中已有大量龙葵素，如果芽不大可以挖掉吃，影响不大，另外还可以在烹饪过程中泡水加醋，并注意多煮几分钟以加速对毒素的破坏；但如果发青严重、发芽较多，则不应再吃，扔掉为好。

哪些人不宜吃土豆

土豆淀粉含量高，血糖高的人食用土豆后，应减少主食的摄入，以免血糖上升过快。

养生食谱

土豆可以绞汁、煎汤、炒、煮或蒸熟食。

食谱一　法式土豆

食材： 土豆、洋葱、蒜各1个，香叶2片，葱、芹菜少许，黄油、食盐、食用油、胡椒粉、白葡萄酒、高汤各适量。

做法：

1. 土豆用水洗净，去皮后切成丁，洋葱去皮切碎，蒜去皮拍碎，芹菜切成碎末；

2. 用厚底铝锅，置于火上，烧融黄油，然后把葱和蒜下入，炒至洋葱呈透明，把土豆丁加入搅拌几分钟；

3. 土豆丁炒到全部挂上油后，加入高汤、香叶，少许食盐、胡椒粉搅拌均匀，如果水少，可以再加一些，但不要太多，约微沸45分钟，要不停地搅拌，勿使其糊底；

4. 再放些油和白葡萄酒，混合好即可，装盘时撒上一些芹菜末。

营养点评： 土豆配上洋葱可健脾胃，视力不好者不宜进食含洋葱的食物。

食谱二　土豆泥

食材： 土豆100克，熟鸡蛋黄2个，菠菜25克，食盐少许。

做法：

1. 将土豆去皮洗净，切成小块，放入锅内，加入水煮烂，用汤匙捣成泥状；

2. 将熟鸡蛋黄捻碎，把菠菜洗干净，用水煮后，切碎，用纱布过滤其汁；

3. 将土豆泥盛入小盘内，加入菜汁、熟鸡蛋黄和食盐，搅拌均匀后即可食用。

营养点评： 蛋黄含有丰富的磷脂和必需脂肪酸，能促进宝宝智力发育，菠菜含有丰富的铁和类胡萝卜素，对宝宝的视力发育很有帮助。

这款蛋黄菠菜土豆泥，适合宝宝吃。

食谱三　土豆烧牛肉

（详细做法请见本书《牛肉　养肝补脾》一文　）

核桃仁　乌发润肤　镇咳平喘

到了霜降节气，呼吸道发病率有所抬头，而核桃仁的镇咳平喘作用十分明显，这个时候吃吃核桃仁，对慢性气管炎和哮喘病患者疗效极佳。

核桃仁的食疗功效：可乌发润肤、镇咳平喘

李时珍说核桃仁能"补肾通脑，有益智慧"。

中医认为核桃仁性温，味甘，无毒，入肾、肺经，有健胃补血、润肺补肾养神、乌发润肤、镇咳平喘等功效。

现代医学研究认为，核桃仁中的磷脂，对脑神经有良好的保健作用。核桃油含有不饱和脂肪酸，有防治动脉硬化的功效。核桃仁中含有锌、锰、铬等人体不可缺少的微量元素。人体在衰老过程中锌、锰含量日渐降低，铬有促进葡萄糖利用、胆固醇代谢和保护心血管的功能。

核桃仁不仅是最好的健脑食物，还是神经衰弱的治疗剂。有头晕、失眠、心悸、健忘、食欲不振、腰膝酸软、全身无力等症状的老年人，每天早晚各吃1～2个核桃仁，即可起到滋补治疗的作用。

核桃仁含有亚麻油酸及钙、磷、铁，是人体理想的肌肤美容剂，经常食用有润肌肤、乌须发、防治头发过早变白和脱落的功能。

选购核桃的技巧

一是看，核桃个头要均匀、饱满，外壳没有裂缝、光洁的好，发黑、泛油的多数为坏果；二是摸，就是拿一个核桃掂掂重量，轻飘飘没有分量的多数为空果，坏果；三是闻，挑选几个闻一闻，陈果、坏果有明显的哈

喇味，如果把核桃敲开闻，哈喇味更明显；四是听，把核桃从一米高左右扔在硬地上听声音，空果会发出象破乒乓球一样的声音。

哪些人不宜吃核桃仁

核桃仁火气大，含油脂多，吃多了会令人上火和恶心，阴虚火旺者、大便溏泄者、吐血者、出鼻血者应少食或禁食核桃仁。

需要注意的是，核桃仁中的脂肪含量非常高，吃得过多必然会因热量摄入过多造成身体发胖，进而影响正常的血糖、血脂和血压。对于经常食用核桃者来说，炒菜时应适当减少用油量。

养生食谱

核桃仁的吃法很多，除了生吃、炒菜、煮粥、榨汁均可，还可购买核桃油。

食谱一　松仁核桃膏

食材：松子仁50克，核桃仁30克，蜂蜜250克。

做法：

1. 把松子仁、核桃仁用水浸泡，把这些仁去皮，研成末；
2. 准备一个干净、密封的罐子，调入蜂蜜搅匀，密封好放入冰箱。

营养点评：核桃仁和松子仁都是女性经典的滋补食品，它们富含维生素E和锌，有利于滋润皮肤、延缓皮肤衰老。此膏方可补虚养血，润肺滑肠，很适合女性食用。

食谱二　蒜苗核桃小炒肉

食材：猪肉350克，蒜苗3～4根，核桃仁50克，姜、红椒、食盐、植物油、老抽、料酒、白砂糖各适量。

做法：

1. 将猪肉切细条，把蒜苗、红椒斜切成段，姜切丝；
2. 锅入油烧热，加入猪肉炒香，加入姜丝和其他调味料翻炒一会儿；
3. 加入红椒、核桃仁炒片刻，再加入蒜苗段炒匀即可。

营养点评：此菜有助于补肾、治失眠头晕。

食谱三　自制核桃汁

食材：生核桃10颗，1杯纯牛奶，蜂蜜或白砂糖适量。

做法：

1. 把核桃剥壳，核桃仁放入搅拌机，加入2杯清水，搅打成核桃汁；

2. 取来滤网，将核桃汁倒入滤网，分离出核桃汁和核桃残渣两部分；

3. 过滤后的核桃汁放到火上，再加1杯纯牛奶，用小火边加热边搅拌，煮开后关火，稍稍放凉，喝的时候加入蜂蜜和白砂糖调味即可。

营养点评：核桃饮品有助于润肤防燥。

冬季篇：养藏补肾

中医养生观念认为，冬季养生以"养藏"与进补为主旋律，因为冬季天气寒冷，为了更好地保持人体各项机能正常运行，补充大量能量以及防风御寒非常重要。

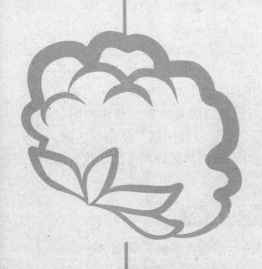

冬季饮食坚持"养藏温补"原则

自立冬起到冬至开始数九，气温不断下降，为了维持人体各项机能的正常运转，人体对于能量的需求就会加大，因此冬季饮食应当遵从"养藏温补"的原则，适宜进补，打好身体基础迎接春季的到来。

中医认为，早睡晚起，日出而作，保证充足的睡眠，有利于阳气潜藏，阴精蓄积。而衣着过少过薄，室温过低即易感冒又耗阳气，反之，衣着过多过厚，室温过高则阳气不得潜藏，寒邪易于侵入，人体将会失去新陈代谢的活力。所以，立冬后的起居调养切记"养藏"。

现代医学认为，冬令进补能提高人体的免疫功能，不但使畏寒的现象得到改善，还能调节体内的物质代谢，使能量最大限度地贮存于体内，为来年的身体健康打好基础。基于四季五补（春要升补、夏要清补、长夏要淡补、秋要平补、冬要温补）的相互关系，此时应以温补为原则。

养藏温补切忌盲目。从立冬开始至冬至前后是对身体"进补"的大好时节，大家称为"补冬"。进补应该注意因人而异，根据不同体质进补，身体强壮的人不需要进补，对于体虚者，补虚也有气虚、血虚、阳虚、阴虚之别，并且还要兼顾气血阴阳，不可一味偏补，过偏则反而引发疾病。因此，冬令进补最好在医师指导下进行。一般来说，中年人以健脾胃为主，老年人以补肾气为主。

冬季是食疗养肾的最佳时节

中医认为，寒为冬季的主气，小寒又是一年中最冷的季节。寒为阴邪，易伤人体阳气，寒主收引凝滞。所以，虽然小寒养生包括的内容很多，但基本的原则仍是《黄帝内经》中所说的"春夏养阳，秋冬养阴。"冬日万物敛藏，养生就该顺应自然界收藏之势，收藏阴精，使精气内聚，以润五脏。冬季时节，肾的机能强健，则可调节机体适应严冬的变化，所以冬日养生很重要的一点就是"养肾防寒"。

补冬需按照实际情况选择温热食物进补

我国幅员辽阔，地理环境各异，人们的生活方式不同，同属冬令，西北地区与东南沿海的气候条件迥然有别。冬季的西北、东北地区天气寒冷，进补宜大温大热之品，如牛、羊、狗肉等；而长江以南地区虽已入冬，但气温较北方地区要温和得多，进补应以清补甘温之味，如鸡、鸭、鱼类；地处高原山区，雨量较少且气候偏燥的地带，则应以甘润生津的果蔬、冰糖为宜。

除此之外，还要因人而异，因为食有谷肉果蔬之分，人有男女老幼之别，体有虚实寒热之辩，本着人体生长规律，中医养生原则是"少年重养，中年重调，老年重保，耄耋重延"。

立冬：养藏温补　滋益阴精

"立冬"节气在每年的11月7日或8日，是二十四节气中的第19个节气。我国古时民间习惯以立冬为冬季的开始。立冬到来也就说明秋季作物全部收晒完毕，收藏入库，动物也已藏起来准备冬眠。立冬不仅仅代表着冬天的来临，也是表示冬季开始、万物收藏、规避寒冷的意思。

温差加大　防寒保暖是关键

立冬后注意防寒保暖非常关键，另外还要注意保证充足的睡眠。立冬到来后，由于早晚温差变大，衣物增加不及时容易导致感冒等风寒疾病的发生，应当注意适当增减衣物，保持锻炼，增强免疫力。温差加大会加重心脑血管负担，因此立冬之后是心脑血管疾病的高发期，除注意保暖防寒之外，更应当注意心情的平和，不要有激烈的情绪起伏，如果感到胸闷不适，应立即就医。

立冬饮食以温补为原则　重滋益阴精

总体来说，冬天气候干燥，滋益阴精是冬季养生的重要内容，最好能多吃白菜、银耳、木耳、枸杞、梨、猕猴桃等补益阴液的食物；辛辣厚味、烧烤油炸食物少吃为妙，平时还要注意多喝水，以免上火。饮食要以温热为主，如食用糯米、狗肉、羊肉、大枣、桂圆、芝麻、韭菜等，少吃冷饮、海鲜等寒性食物。可多吃些坚果类食物，如核桃、榛子、松子仁、栗子等。

推荐食材

羊肉 益气补虚 御风寒

立冬过后气温开始不断下降，对于大多数体寒怕冷的女性来说，益气补虚是非常重要的养生手段，而羊肉就是益气补虚的绝好食材。

羊肉的食疗功效：可益气补虚、御风寒

羊肉有山羊肉、绵羊肉、野羊肉之分。古时称羊肉为羖肉、羝肉、羯肉。它既能御风寒，又可补身体，对一般风寒咳嗽、慢性气管炎、虚寒哮喘、肾亏阳痿、腹部冷痛、体虚怕冷、腰膝酸软、面黄肌瘦、气血两亏、病后或产后身体虚亏等一切虚状均有治疗和补益效果，最适宜于冬季食用，故被称为冬令补品，深受人们欢迎。中医认为，羊肉味甘，性温，入脾、肾经，因益气补虚，温中暖下，熬汤可适用于肾阳亏虚而致月经少或点滴不净、色淡红或黯红，腰膝酸软，头晕耳鸣等症状。

另外，羊肉鲜嫩，营养价值高，凡肾阳不足、腰膝酸软、腹中冷痛、虚劳不足者皆可用它作食疗品。羊肉营养丰富，对肺结核、气管炎、哮喘、贫血、产后气血两虚、腹部冷痛、体虚畏寒、营养不良、腰膝酸软、阳痿、早泄以及一切虚寒病证均有很大裨益；具有补肾壮阳、补虚温中等作用，男士适合经常食用。

选购羊肉的技巧

新鲜的冻羊肉色彩鲜亮，应该呈现鲜红色。冻得颜色发白的羊肉，一般已经超过了3个月，风味也很差了。而那些反复解冻的羊肉，也很不新鲜，往往呈现暗红色。另外，羊肉是肥瘦相间的，其脂肪部分应该洁白细腻，如果变黄，就说明已经冻了太长时间，甚至可能超过一年。

另外，想要区分绵羊肉和山羊肉，可以从4个角度来进行辨别：一是看肌肉，绵羊肉黏手，山羊肉发散，不黏手；二是看肉上的毛形，绵羊肉毛卷曲，山羊肉硬直；三是看肌肉纤维，绵羊肉纤维细短，山羊肉纤维粗长；四是看肋骨，绵羊的肋骨窄而短，山羊的则宽而长。

哪些人不宜吃羊肉

有发热、牙痛、口舌生疮、咳吐黄痰等上火症状者不宜食用；肝病、高血压、急性肠炎或其他感染性疾病及发热期间不宜食用。

养生食谱

羊肉的吃法很多，爆、炒、烤、烧、酱、涮等不一而足。不过因为它有一股令人不快的膻味，而受到一部分人的冷落。在烹调羊肉时，可以加入适量的料酒和生姜，这样不仅可以去膻气，还能保持羊肉原有的风味。

食谱一　枸杞羊肉汤

食材：羊肉1000克，枸杞50克，姜、料酒、食盐、葱花适量。

做法：

1. 羊肉整块用开水煮透，放冷水中洗净血沫，切块待用；

2. 锅中油热时，下羊肉整块，用开水煮；

3. 用另一个锅把姜片炒一炒，烹入料酒炝锅，翻炒后倒入枸杞，清汤2000毫升，与羊肉同煮；

4. 放入食盐、葱，烧开去浮沫，用文火煨约1个小时；

5. 待羊肉熟烂出锅即可。

营养点评：此汤补肾养血，适用于肾阳亏虚而致月经少的人。

食谱二　家常羊肉汤

食材：羊肉500克，羊骨架500克，羊杂、大葱、姜、香葱、香菜、蒜黄、辣椒、食盐各适量。

做法：

1. 先把羊肉、羊骨架洗干净，羊杂做些处理，把羊肉、羊杂放一个锅内煮，可放些葱、姜等（不宜放大料，串味），等羊肉、羊杂煮熟，捞出切成片，备用；

2. 把羊骨架放锅里，加满清水，熬一个小时左右，把漂浮在上面的一些杂质舀出去，这时的汤就比较纯净了；

3. 放些葱、姜，继续熬直至汤变成乳白色（熬汤一定要舍得花时间）；

4.把切好的羊肉、羊杂放碗里，放些葱花、香菜，蒜黄之类的菜、放适量食盐，把熬好的羊汤趁热倒入碗里。如果喜欢辣椒，可以放些辣椒。

营养点评：此方属热性，可以温胃御寒，益肾补阳，但喝多了容易上火。

食谱三　孜然羊肉

食材：羊肉300克，鸡蛋1个，竹笋50克，水淀粉50克，小麦面粉少许，豆油、辣胡、食盐、料酒、香油、孜然、白砂糖、高汤各适量。

做法：

1.羊肉切片放碗里，加鸡蛋、淀粉、面粉以后搅拌均匀；

2.坐勺放油，待油五成熟，下羊肉片划开后，放笋片，一起倒出；

3.留油，加辣糊、食盐、白砂糖、料酒、孜然、高汤，倒入肉片、笋片，颠勺，拢点芡，淋香油，出勺即可食用。

营养点评：此菜香味特异，民族风味浓厚，可促进食欲，御寒补阳。

白菜　暖胃养颜 滋阴润燥

说到冬季蔬菜，大白菜一定是首先浮现在人们脑海里的。尽管现在不比过去，蔬菜种类丰富了许多，但是大白菜依然是冬季人们的最佳选择。

白菜的食疗功效：可暖胃养颜、滋阴润燥

白菜，有一个别名"菘"。明代名医李时珍在《本草纲目》中更写道："菘性晚凋，四时常见，有松之操，故曰菘。"中医认为，白菜味甘，性寒，入胃、肠、肝、肾、膀胱经，可清热除烦、通利肠胃，利尿，主治烦热口渴，小便不利或大便不通。

西方医学认为白菜含维生素丰富，常吃白菜可以起到抗氧化、抗衰老作用；白菜中所含膳食纤维也很丰富，常吃能起到润肠通便、促进排毒的作用，对预防肠癌有良好作用；白菜含水量丰富，高达95%，冬天天气干

燥，多吃白菜，可以起到很好的滋阴润燥、护肤养颜的作用；另外，白菜中还含有丰富的钙、锌、硒等矿物质。

选购白菜的技巧

消费者选购大白菜，主要看大白菜的生长期、叶球颜色和菜心饱满程度。大白菜的生长期有早、中、晚3种，叶球颜色有白色、青色和青白色之分。9～10月份上市的白菜属早熟品种，其叶球颜色有淡绿、黄绿或白色3种，菜小，叶肉薄，质细嫩，粗纤维较少，不耐储藏，宜随吃随买。11月份上市的白菜属晚熟品种，其叶色青绿，叶肉厚，组织紧密，韧性大，不易受损伤，耐储藏，故又称"窖白菜"。因此在选购白菜的时候，以叶色新鲜、外表无损伤的为好。

哪些人不宜吃白菜

白菜性偏寒凉，胃寒腹痛、大便溏泻及寒痢者不可多食。

养生食谱

白菜可以用来烹炒，也可以煮汤，虽然白菜偏寒，但同肉类做菜，熟食则性甘平，是一种百搭食材。

食谱一　白菜炖猪肉

食材：白菜1颗，猪肉500克，香葱1根，料酒、酱油、食盐各适量，白砂糖少许。

做法：

1. 白菜叶一片片撕下，洗净切大块；

2. 猪肉切粗块，用开水烫去腥后洗净待用；

3. 所有调味料倒入锅内加水烧滚，加入肉块煮10分钟；

4. 放入大白菜煮至肉酥菜烂，且汤汁快收干时，用少许淀粉勾芡，并撒上葱段即可。炒，起锅前再入葱花炒一下即可盛盘。

营养点评：此菜有助于养胃生津、除烦解渴。

食谱二　韩国泡菜

食材：白菜1颗，胡萝卜、白萝卜各半个，韩国辣椒酱1盒，素鱼露、辣椒粉、蘑菇精、面粉、食盐各适量，苹果1个，生姜少许。

做法：

1. 先剥去白菜的最外层2~3片叶片，从菜头上面开始对切，切到底，一棵白菜一切为四；

2. 从菜心开始，一叶一叶把它掀开，用盐均匀撒在白菜根茎部，菜叶不用撒盐，主要是菜梗处；让白菜平躺在干燥的盆中8小时，等所有的咸度浸进去，直至白菜脱水软化，洗净白菜，控干水分待用；

3. 用少许面粉，放入锅中加凉水，开火加热，加热时不停搅拌直至面糊成熟，待凉后待用；

4. 生姜洗干净刮去皮，苹果刨皮，切滚刀块，然后生姜、苹果放入果汁机中粉碎；胡萝卜、白萝卜分别切成细丝待用；

5. 准备一个不锈钢盆，用韩国辣椒酱、辣椒粉，把冷却后的面糊、姜苹果茸、胡萝卜丝、白萝卜丝全部放不锈钢盆中，最后加入最关键原料素鱼露、蘑菇精全部拌匀作成调料；

6. 把调味料，均匀地涂抹在每一片大白菜上，然后将盆包上保鲜膜，置于阴凉处，发酵腌渍2天之后即可食用。

营养点评：此菜可开胃、治便秘，但冬季不可吃多，以防寒凉过度引起腹泻。

食谱三　醋熘白菜

食材：白菜500克，猪油、食盐、白砂糖、香醋、湿淀粉、葱花、干辣椒节、花椒各适量。

1. 白菜选用嫩叶，去梗后用刀拍一拍，切成方块，洗净后沥干水分，用少许食盐腌一下，挤干水分；

2. 将食盐、白砂糖、香醋、葱花、湿淀粉放入小碗中，调成料汁；

3. 烧热锅，放猪油，待油烧至八成热时，将花椒入锅先煸一下取出，再投干辣椒节炸，至辣椒呈褐红色时，放白菜，用旺火炒熟后，将料汁倒入炒匀，即可装盆食用。

营养点评：此菜开胃促食欲，有利于人体营养吸收。

龙眼 温补安神 补血益脾

龙眼果实富含营养，自古受人们喜爱，更视为珍贵补品，其滋补功能显而易见，现代医学实践证明，它还有美容、延年益寿之功效。

龙眼的食疗功效：可温补安神、补血益脾

龙眼又称"桂圆"、"元肉"，和荔枝性属湿热不同，龙眼能够入药，有壮阳益气、补益心脾、养血安神、润肤美容等多种功效，可治疗贫血、心悸、失眠、健忘、神经衰弱及病后、产后身体虚弱等症。

据分析，龙眼肉含全糖12.38%～22.55%，还原糖3.85%～10.16%，全酸0.096%～0.109%，每100克果肉中含维生素C 43.12～163.7毫克，维生素K196.5毫克。龙眼除鲜食外，还可加工制干、制罐、煎膏等。

选购龙眼的技巧

一是龙眼以颗粒大，肉质厚，形圆匀称，肉白而柔软并呈透明或半透明状，且味道甜美者为佳；二是三个手指捏果粒，若果壳坚硬，则表明果实较生未熟，若感觉柔软而有弹性，则是成熟的特征，若软而无弹性，是成熟过度，即将变质；三是手剥龙眼，肉核易分离、肉质软润不黏手者质量较好，若肉核不易分离、肉质干硬或核带红色，则质量差；四是若龙眼壳面或蒂端有白点，说明肉质已经开始发霉，外壳泛起少数白霉花，则肉质微霉，白霉花多的，肉质霉重，不可食用；五是将龙眼倒在桌上，好龙眼糖分多，壳、肉、核三者相连，在平面上不易滚动；质差者则易滚动。

哪些人不宜吃龙眼

理论上龙眼有安胎的功效，但妇女怀孕后，大都阴血偏虚，阴虚则生内热。中医主张胎前宜凉，而龙眼性热，因此，为了避免流产，孕妇应慎食。

养生食谱

龙眼含有多种营养物质，有补血安神，健脑益智，补养心脾的功效。

将龙眼同红枣一同熬汤，可缓解女性冬季手脚冰凉、宫寒痛经等毛病。

食谱一　龙眼大枣红豆汤

食材：干龙眼30克，大枣50克，红豆150克。

做法：

1. 红豆用清水洗净，浸泡2小时备用，龙眼去壳留肉备用；
2. 将泡好的红豆、大枣、清水一同放入锅中，上火煮沸；
3. 加入龙眼，再次沸腾后，转文火煲1小时即可食用。

营养点评：龙眼红枣皆是温补之物，本汤可缓解女性冬季手脚冰凉，补血养脾。

菜谱二：龙眼炖猪心

食材：猪心1个，干龙眼、枸杞适量，蜂蜜少许。

做法：

1. 将猪心切片，去淤血并冲洗干净后，放清水内浸泡半小时；
2. 把猪心捞出，用开水再烫洗一遍，控干水分后放入炖盅，放入清洗好的龙眼，加开水，盖上盖子；
3. 开大火熬制，等炖盅里的水煮沸30分钟后再加入枸杞，改小火炖90分钟；
4. 等汤凉后，加适量蜂蜜调味即可食用。

营养点评：本汤可补充营养，提高免疫力。

菜谱三：龙眼红糖粥

食材：大米50克，龙眼肉30克，红糖15克。

做法：

1. 大米洗净后用清水浸泡15分钟；
2. 将浸泡好的大米放入砂锅中，加清水大火煮开，再用小火熬熟；
3. 放入龙眼肉及红糖，再熬15分钟即可。

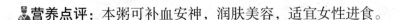

营养点评： 本粥可补血安神，润肤美容，适宜女性进食。

乌鸡　御寒养颜 补肾阳

冬季到来，怕冷的人几乎不敢出门，为什么有人总是特别怕冷？也许不是因为瘦子才怕冷，有时候是因为肾阳虚引起的，而乌鸡则是补肾阳的上品。

乌鸡的食疗功效：可御寒养颜、补肾阳

乌鸡又称"武山鸡"、"乌骨鸡"，是一种杂食家养鸟。中医认为乌鸡味甘，性平，归肝、肾、肺经，补肝肾、益气血、退虚热，针对肾虚引起的腰腿冷痛、怕冷、尿频有食疗功效。

现代医学研究，乌鸡内含丰富的黑色素，蛋白质，B族维生素等18种氨基酸和18种微量元素，其中烟酸、维生素E、磷、铁、钾、钠的含量均高于普通鸡肉，胆固醇和脂肪含量却很低。乌鸡的血清总蛋白和球蛋白质含量均明显高于普通鸡，是营养价值极高的滋补品。乌鸡是补虚劳、养身体的上好佳品，因此也被人们称为"名贵食疗珍禽"。

选购乌鸡的技巧

一是看鸡冠，乌鸡母鸡冠小，形似桑葚，颜色为黑色；公鸡冠形特大，冠齿丛生，紫红色，也有大红色的；二是看胡须，在乌鸡的下颌处长有一撮浓密的绒毛，也称之为胡须，母鸡的胡须比公鸡的更发达；三是看爪子，乌鸡的鸡后趾不同于一般的鸡，多长了一趾，总共有五趾，也成为"龙爪"；四是看皮毛，乌鸡均是白毛而黑皮，全身皮肤均应该是黑色。

哪些人不宜吃乌鸡

一般人均可食用乌鸡，产妇、缺铁性贫血妇女、虚损人士吃乌鸡有益。

养生食谱

乌鸡作为中药成分之一，制作药膳和熬汤是最有养生功效的。

食谱一　花旗参乌鸡汤

食材：乌鸡半只，花旗参数克，姜两片。

做法：

1.将乌鸡斩断，洗干净，放到沸水里过水，洗干净浮沫捞出；

2.将乌鸡块和花旗参、姜片放进砂锅（或高压锅、电饭锅）中，炖1～2个小时即可饮汤。

营养点评：此汤补肾御寒，补血养颜。

食谱二　乌鸡大枣粥

食材：乌鸡肉150克，大枣10～15枚，大米100克，食盐适量。

做法：

1.将乌鸡肉洗净，切成碎末，大枣、大米洗净待用；

2.将乌鸡肉与大枣、大米一同放入锅中，加入清水适量，上大火烧开，再用小火熬成粥，调入少许食盐即可食用。

营养点评：本粥具有养血止血、健脾补中的功效。

食谱三　笋菇炒乌鸡

食材：乌鸡肉300克，冬笋、黄瓜各50克，水发香菇25克，鸡蛋1个，植物油、酱油、料酒、花椒水、食盐、水淀粉、清汤各适量。

做法：

1.将乌鸡肉洗净，切成薄片，与鸡蛋清和水淀粉拌匀；将冬笋、香菇、黄瓜切成片待用；

2.将炒锅烧热，放适量植物油，待油烧至六成热时，下入乌鸡肉片、香菇、黄瓜片、冬笋翻炒；

3.加入清汤、料酒、酱油、食盐、花椒水，炒熟即可食用。

营养点评：本品具有补养五脏，增强体质、防病延年的功效。

小雪：补养肾气 抗寒冷

小雪时值11月下半月，农历10月初或者下半月（因闰月而异）。小雪是反映天气现象的节令，也就是说，到了小雪时节，由于天气寒冷，降水形式由雨变为雪，但此时由于"地寒未甚"，故雪量还不大，所以称为小雪。

气温下降 易感风寒易抑郁

虽说小雪节气雪量有限，但还是提示我们到了御寒保暖的季节。小雪节气的前后，天气时常是阴冷晦暗的，此时人们的心情也会受其影响，特别是那些患有抑郁症的人更容易加重病情。所以在这个节气里，大家一定要学会调养自己，应注意调节自己的心态，保持乐观，经常参加一些户外活动以增强体质，还可以多晒太阳，多听音乐。

我国传统的医学理论十分重视阳光对人体健康的作用，认为常晒太阳能助发人体的阳气，特别是在冬季，由于大自然处于"阴盛阳衰"状态，而人应乎自然也不例外，故冬天常晒太阳，更能起到壮人阳气、温通经脉的作用。另外，起居要做好御寒保暖，防止感冒的发生。

饮食八字诀：温补益肾、防高血压

小雪节气天气干燥，温度降低，人体中寒气旺盛，因此，在这个时节需要补充一些能够让我们"热"起来的食物，像是羊肉、牛肉这些温补的食品是其中不错的选择。不过，据专家解释，在这个节气补充一些黑色的食物其实是更好的选择。

黑色的食品有很多，包括黑米、黑大豆、黑木耳、黑芝麻，甚至泥鳅、黄鳝等，它们都是能够迅速帮你恢复身体热量的食物。像黑米、黑大豆、黑芝麻、黑枣、黑木耳等，不仅可以补养肾气，还可以抵抗寒冷，而且能够润肺生津，具有很好的保健功能。

冬季是心血管疾病高发的季节，气温的大幅波动是发病的一个原因，饮食的不善是另外一个原因，因此小雪节气到来时，饮食上还要注意多吃保护心血管、降低血脂的食物，如丹参、山楂、黑木耳、西红柿、芹菜、红心萝卜等。

另外，小雪节气宜吃温补性食物和益肾食品。温补性食物有羊肉、牛肉、鸡肉、狗肉、鹿茸等；益肾食品有腰果、芡实、山药熬粥、栗子炖肉、白果炖鸡、大骨头汤、核桃等。

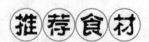

🌸 鲫鱼　健脾开胃　防食欲不振 🌸

鲫鱼肉质细嫩，肉味甜美，营养价值很高，更重要的是，鲫鱼不易上火，是非常适合冬季进食的鱼类。

▎鲫鱼的食疗功效：可健脾开胃、防食欲不振

民间有"鱼生火"的说法，但鲫鱼是个例外，据《本草纲目》记载："诸鱼属火，唯鲫鱼属土，故能养胃。"中医认为，鲫鱼味甘，性平，入脾、胃、大肠经，可健脾开胃，利水消肿。假若你有脾胃虚弱、少食乏力、呕吐腹泻或者气血虚弱、产后乳汁不足等症状，可以试试鲫鱼。

现代营养学表明鲫鱼富含优质蛋白、脂肪、维生素 A、维生素 B1、维生素 B2 和烟酸、钙、磷、铁等。每 100 克黑鲫鱼中，蛋白质含量高达 20 克，仅次于对虾，且鲫鱼容易消化吸收，是肝肾疾病、心脑血管疾病患者的良好蛋白质来源。所以先天不足、后天失调以及手术后、病后体虚的人，经常吃一些鲫鱼是很有益的。

肝炎、肾炎、高血压、心脏病、慢性支气管炎等疾病的患者也可以经常食用，以补充营养，增强抗病能力。

另外，鲫鱼子能补肝养目，鲫鱼脑有健脑益智作用。

▎选购鲫鱼的技巧

挑选鲫鱼要看其鳞片、鳍条是否完整，体表有无创伤，以体色青灰、体形健壮的为好鱼。

▎哪些人不宜吃鲫鱼

几乎所有人群均可食用鲫鱼，尤其是慢性肾炎水肿、肝硬化腹水、营

养不良性水肿、孕妇产后乳汁缺少、脾胃虚弱、食欲不振等人群更适宜食用，但感冒发热期间不宜多吃。

养生食谱

鲫鱼可用于熬汤或蒸熟入菜，无论是哪种都能良好保持鲫鱼的营养价值，达到开胃健脾、补充营养的目的。

食谱一　胡椒鲫鱼羹

食材：鲫鱼1条，豆豉、干姜、橘皮、食盐各适量。

做法：

1.把2～3克豆豉洗净熬成浓汁待用，干姜、橘皮洗净切成末待用；

2.把鲫鱼洗净，放在锅上蒸熟，剔除鱼骨，把剩下的鱼肉加适量水做羹；

3.把豆豉汁、干姜末、橘皮末加入鲫鱼羹里，加入食盐调味，空腹食。

营养点评：此羹适用于脾胃气冷，食欲不振，身体虚弱无力的人。

食谱二　豆瓣鲫鱼

1.将鲫鱼洗净，鱼身两面各划两刀（深度接近鱼骨），抹上绍兴酒、细盐稍腌；

2.炒锅上旺火，下油烧至七成热，下鱼稍炸后捞起；

3.在锅内留油75克左右，放入豆瓣酱、姜末、蒜末翻炒至油呈现红色，下入鱼、肉汤，移至小火上炖煮，再加酱油、白砂糖、细盐，将鱼烧熟，盛入盘中；

4.将原锅置于旺火上，用湿淀粉勾芡，淋食醋，撒葱花，浇在鱼身上后即可食用。

营养点评：本菜香味扑鼻，系川菜系列，鲜香入味，能开胃，适合食欲不振的人。

食谱三　鲫鱼豆腐汤

食材： 鲫鱼500克，豆腐150克，植物油适量，食盐4克，料酒10克，姜片5克，葱末10克。

做法：

1. 将鲫鱼去鳞、腮、内脏，洗净备用，将豆腐切成长条片备用；

2. 锅中放油烧热，放入鲫鱼煎至两面微黄，放入料酒、姜片、豆腐、1000克清水，旺火烧开，撇去浮沫；

3. 再用小火煮20分钟左右，加入食盐，撒上葱末，盛入汤盆中即可食用。

营养点评： 鲫鱼具有很好的催乳作用，本汤配用豆腐，可益气养血健脾。

白萝卜　增强体质 提高免疫力

俗话说："秋后萝卜赛人参。"冬季蔬菜虽然少，但是白萝卜为人们提供了大量的营养，可谓是冬季养生首选蔬菜之一。本文说的是白萝卜。

白萝卜的食疗功效：可增强体质、提高免疫力

中医认为，白萝卜性平，味辛、甘，入脾、胃经，具有消积滞、化痰止咳、下气宽中、解毒、清热顺气、消肿散淤等功效。大多数幼儿感冒时出现喉干咽痛、反复咳嗽、有痰难吐等上呼吸道感染症状。多吃点爽脆可口、鲜嫩的白萝卜，不仅开胃、助消化，还能滋养咽喉，化痰顺气，有效预防感冒。

现代营养学认为，白萝卜有很高的营养价值，含有丰富的糖类和多种维生素，其中维生素C的含量比梨高8~10倍。白萝卜不含草酸，不仅不会与食物中的钙结合，更有利于钙的吸收。近来有研究表明，白萝卜中所含的纤维木质素有较强的抗癌作用。

选购白萝卜的技巧

白萝卜其实有很多的品种，但是无论是哪一种白萝卜，选购时要注

意四条准则：一是皮色光滑，一般说来，皮光的往往肉细；二是比重大，选分量较重，掂在手里沉甸甸的，这样就可避免买到空心萝卜；三是皮色正常，皮色起"油"的不仅表明不新鲜，甚至有时可能是受了冻的，这种白萝卜基本上失去了食用价值；四是买白萝卜不能贪大，以中型偏小为上策，这样的白萝卜肉质较紧密充实，烧出来呈粉质，软糯，口感好。

哪些人不宜吃白萝卜

体质弱者、脾胃虚寒、胃溃疡、十二指肠溃疡、慢性胃炎、单纯甲状腺肿、先兆流产、子宫脱垂者不宜多食。

养生食谱

白萝卜适用于烧、拌、做汤，也可作配料和点缀，吃法非常多样，冬季一般炖汤较多。

食谱一　羊肉炖白萝卜

食材：羊排500克，白萝卜1000克，食盐、香葱、生姜、大蒜、八角、香菜各适量，花椒少许。

做法：

1. 将羊排用清水浸泡，然后用沸水焯一下，去掉血沫，将白萝卜切成小块待用；

2. 下入清水锅中炖煮约40分钟后，撒入花椒以及香葱、生姜、大蒜、八角等佐料继续慢炖；

3. 待羊肉炖烂以后，将白萝卜块下入锅中再炖10分钟，撒上香菜后即可出锅食用（如果对香菜过敏或者忌食可不放香菜）。

营养点评：本菜对腰膝酸软、困倦乏力、肾虚阳痿、脾胃虚寒者非常适宜。

食谱二　白萝卜鲫鱼汤

食材：鲫鱼1条，白萝卜半个，干木耳少许，生姜、香葱适量。

做法：

1.将新鲜鲫鱼清洗干净，在鱼身两边各划两刀以保证入味，干木耳泡发，白萝卜切丝备用，生姜切丝、香葱切为葱段备用；

2.将洗好的鲫鱼擦干水，用生姜在锅里涂一下以防粘锅，然后倒油将鲫鱼煎至两面金黄；

3.鱼煎好后，在锅里加入凉水没过鱼（一定要下凉水，才能煮出非常奶白的鱼汤），加入葱和姜煮至沸腾，水初沸时，加入木耳和白萝卜丝；

4.盖上锅盖，开中小火慢炖20分钟，至汤色奶白后加少许食盐即可。

营养点评： 本汤不仅可以化痰止咳、开胃消食、消脂瘦身，还可以提高人体免疫力，预防感冒。

食谱三　冰糖白萝卜饮

食材： 新鲜白萝卜1个，蜂蜜、冰糖少许。

做法：

1.把白萝卜洗净，擦干水，在萝卜的上部1/3处横切一刀，上部1/3处放在一边；

2.用小刀把剩下的2/3萝卜中心掏空，在挖空处放入冰糖；

3.再把切去的1/3白萝卜当盖子盖在掏空心的萝卜上，周边用牙签固定好；

4.把白萝卜放入密封罐（密封罐要先洗干净沥干水），放入冰箱保存；

5.5~6天后拿出来，打开白萝卜，会看到里面的冰糖已化为浓汁就即将大功告成；

6.将汁水倒出，再加少许蜂蜜，冰糖白萝卜饮即成。

营养点评： 本方可止肺热咳嗽，适宜冬季饮用，但寒性体质者少喝。

黑豆　补肾　防衰老

现代人工作压力大，易出现体虚乏力的状况。要想增强活力和精力，补肾很重要。黑豆就是一种有效的补肾品。

黑豆的食疗功效：可补肾、防衰老

根据中医理论，豆乃肾之谷，黑色属水，水走肾，所以黑豆入肾功能多。人的衰老往往从肾功能显现，要想延年益寿、防老抗衰，增强活力、精力，必须首重补肾。

在中医看来，黑豆入药，黄豆不入药，凸显黑豆不同于黄豆特殊祛疾保健的功能。黑豆，又名乌豆，内含丰富的蛋白质、多种矿物质和微量元素。中医认为，其味甘，性平，无毒。有解表清热、养血平肝、补肾壮阴、补虚黑发之功效。李时珍曰："黑豆入肾功多，故能治水、消胀，下气，治风热而活血解毒。"

根据现代营养学知识，黑豆豆浆含丰富的蛋白质、铁质、脂肪、糖类、胡萝卜素、维生素 B_1、维生素 B_2、烟酸、维生素 E、花青素、异黄酮素等营养素，异黄酮可促进钙质吸收，还可以改善骨质疏松。

选购黑豆的技巧

由于近年来黑豆的养生功效获得大众认可，因此染色黑豆也越来越猖獗，选购时应当注意首先在手心搓揉，看其是否掉色，如果掉色严重说明是假的染色黑豆。另外可以将黑豆在白纸上摩擦，真的黑豆摩擦不掉色，如果是染色黑豆就会在白纸上留下印记。将黑豆买回家后可用水浸泡，真的黑豆会将水染成紫红色，而假黑豆则会将水染得像墨一样黑。

哪些人不宜吃黑豆

黑豆适宜所有人吃，但是需要注意的是，黑豆吃多了容易导致胀腹、腹泻等，因此黑豆不可多吃。打成豆浆的话，每日200～300毫升即可。

养生食谱

黑豆可用来打豆浆、熬粥、泡酒等，每一种都可达到补肾的养生目的。

食谱一　自制黑豆浆

食材： 黑豆50克，白砂糖适量。

做法：

1.先将黑豆洗干净，在温水中泡3~4小时，水要淹过黑豆约2~3倍高；

2.待黑豆泡软，倒掉泡黑豆的水，把黑豆放入豆浆机（料理机）中。视自己的豆浆机（料理机）大小加入适量的黑豆，加水不要超过最高水位线；

3.启用豆浆机10多分钟煮开，新鲜的黑豆浆就做好了。如果使用料理机的话打出来的就是生豆浆，要彻底煮熟了才能喝；

4.大家可以按照自己的口味加入适量的糖，这样口感会更好。

营养点评： 此豆浆有健脾利水、消肿下气、滋肾阴乌发的作用。

食谱二　韩式蜜黑豆

食材： 黑豆300克，白芝麻、苏打粉、食盐、高汤、白砂糖、蜂蜜各少许。

做法：

1.将黑豆洗净，加冷水混合小苏打浸泡，直至外皮开裂，能看见里面绿色豆仁，用水冲洗几次后沥干水分；

2.将白砂糖、食盐、高汤和温开水混合，放入黑豆，夏天泡6小时，冬天泡12小时，春秋季泡8~10小时左右；

3.将泡好的黑豆和泡黑豆的水放入锅中煮开，煮开水后加冷水再煮开，水开后再加等量的冷水，等再煮开时就改用微火，盖上锅盖煮3小时（最好时不时打开锅盖搅拌），煮至还有少许汤汁时加入蜂蜜，融化后即可关火；

4.放凉后加入白芝麻即可食用。

营养点评： 本小吃补肾润肺，补充优质蛋白质。

食谱三　黑豆泡酒

食材：黑豆、56度白酒各适量。

做法：

1. 用锅将黑豆炒熟，使黑豆中的微量元素在高温作用下更易析出，增加酒中营养成分，炒到黑豆都开口即可；

2. 将炒熟的黑豆捞出盛入容器中晾凉；

3. 黑豆完全冷却后，倒入56度白酒，倒到没过黑豆即可，该酒两月后即可饮用。

营养点评：本酒具有降血脂和降血压的功效。

泥鳅　补中益气　抗血管衰老

冬季是适合补肾的季节，在这个季节里可多吃一些泥鳅，不仅营养价值高，还可以达到补肾助阳的效果。

泥鳅的食疗功效：可补中益气、抗血管衰老

泥鳅俗称鳅、鳝、土溜、长鱼。常见的有北方条鳅、北方泥鳅、黑龙江泥鳅、花鳅等。

中医认为，泥鳅味甘，性平，入脾、肝、肾经，泥鳅具有补中气、祛湿邪之功用，可作为治消渴、阳痿、时疫发黄、小儿盗汗、痔疾、疥癣等症的辅助品，因此被称为"水中人参"。

从现代营养学的角度来说，它肉质细嫩，味道鲜美，所含营养成分比鲤鱼、带鱼、龙虾以及对虾等都要高得多。泥鳅体内还含有丰富的核苷，核苷是各种疫苗的主要成分，能提高身体抗病毒能力。磷酸葡萄糖变位酶对肝炎、癌症有很好的辅助治疗作用。泥鳅含优质蛋白质、脂肪、维生素A、维生素B₁、烟酸、铁、磷、钙等。泥鳅肉质细嫩，营养价值很高，其滑液有抗菌消炎的作用。泥鳅所含脂肪成分较低，胆固醇少，属高蛋白低脂肪食品，有利于人体抗血管衰老，故有益于老年人及心血管患者。

选购泥鳅的技巧

不少人认为泥鳅和黄鳝是同一事物，但其实不然，在购买的时候也应

当注意区分泥鳅和黄鳝。

一是可从体长区别，黄鳝体长较长，泥鳅最长的一般只有20厘米；二是可从头部区别，黄鳝头部比身体略粗，泥鳅头部则较尖，且有胡子；三是，可从尾巴区别，黄鳝尾巴由粗变细，尖尖的，泥鳅的尾巴则像扇子，宽扁状，半透明。

哪些人不宜吃泥鳅

一般人群均可食用泥鳅，特别适宜身体虚弱、脾胃虚寒、营养不良、小儿体虚盗汗者食用，有助于生长发育；同时适宜老年人及有心血管疾病、癌症患者及放疗化疗后、急慢性肝炎及黄疸之人食用。

养生食谱

泥鳅用于与豆腐同时烹饪或用于熬汤都是极有营养价值的做法。

食谱一　泥鳅钻豆腐

食材：泥鳅300克，白豆腐500克，油菜2棵，鲜香菇3个，花生油50克，食盐、香葱、香油、水淀粉、高汤各适量。

做法：

1. 将油菜洗净，香菇用水发后切片在开水锅里焯一下捞出备用；

2. 在锅中加凉水，将整块豆腐和泥鳅放入水中，水应当将豆腐和泥鳅没过；

3. 在锅中加入适当食盐，盖上锅盖用火煮10分钟后将豆腐捞出，等豆腐凉了以后将豆腐切成小块；

4. 炒锅中放入花生油，烧热后加葱花炒香，放入适量高汤，再将豆腐块一起放入，锅开后将油菜与香菇放入炖煮，再开后加入水淀粉勾芡并淋入香油，装盘即可食用。

营养点评：本菜口味鲜美，营养丰富，具有很好的进补和食疗功用。

食谱二　红烧泥鳅

食材：泥鳅250克，青椒40克，植物油25克，酱油3克，料酒5克，食醋2克，白砂糖2克，食盐3克，大葱5克，生姜2克。

做法：

1. 将泥鳅去泥洗净，香葱切段，生姜切片，青椒去蒂洗净，切成粒备用；

2. 将炒锅注油烧热，下入葱段、姜片炒香，放入泥鳅煎炒至两面都变色，加入料酒、酱油、食醋、白砂糖、水和食盐烧开；

3. 用小火煎至肉烂汤浓，撒入青椒粒炒熟即可。

营养点评：本菜可补肾壮阳，增加营养。

食谱三　浓香奶白泥鳅汤

食材：泥鳅适量，食盐4克，老姜10克，香葱5克，植物油、胡椒粉适量。

做法：

1. 将泥鳅去掉头和内脏并清洗干净，沥去水分，将老姜拍破，香葱洗净绕成结备用；

2. 将炒锅用老姜抹一下，放入植物油，将油烧至七成热后倒入泥鳅，用中火煎至两面微黄；

3. 加入开水煮，水开后转入砂锅内，放入老姜和葱结，先大火炖煮，之后转至中火煲煮30分钟，加入适量的食盐和胡椒粉，捞出葱结后关火，盛出即可食用。

营养点评：本汤鲜香可口，可滋阴润燥。

大雪：祛寒补肾　防燥护阴

"大雪"节气在每年的12月7日或8日，其时视太阳到达黄经255度。《月令七十二候集解》说："至此而雪盛也。"大雪的意思是天气更冷，降雪的可能性比小雪时更大了。

天寒地冻　防寒保暖宜进补

大雪时节相对于小雪，天气更加寒冷。此时我国黄河流域一带渐有积雪，北方呈现万里雪飘的迷人景观。大雪时空气中的寒冷度和湿度都会加大，在大雪到冬至的15天内，因天地之间的气仍然较虚，所以养生的主题跟小雪节气一样，以温补为主。除此之外，还应该通过养精神、调饮食、练形体、慎房事、适温寒等综合调养来达到养生进补的目的。

在生活起居方面，大雪时应当注意各关节、腰部、颈背部、足下、及下腹部丹田部位防寒保暖，对颈椎不好的人来说，冬季穿高领衣服，出门戴围巾很重要。除了围巾，冬季尽量戴一顶帽子，大约可减少头部60％的散热量；用长围巾系在胸口护胸，还可减少寒冷对心脏、脾胃的冲击。多参加户外运动，尽量不要熬夜，保持足够的睡眠，晚上最好在11点前休息。居住环境应注意保持空气流通，以防在空气闭塞的环境中加速病毒的相互感染。

另外，沐足是不错的保健方式，配合药物能起到更好的效果，而且对于那些体虚不能在秋冬季节进补的人群，沐足既能帮助他们温通四肢又避免了出现不受补而导致的上火症状。

饮食六字诀：温补、防燥、护阴

大雪时节，地冷天寒，由于天气寒冷，人体为了保存一定的热量，就必须增加体内糖类、脂肪和蛋白质的分解，以便产生更多的能量满足机体的需要。所以，冬天可以适当多吃富含糖、脂肪、蛋白质和维生素的食物，以补充因天寒而消耗的能量，益气补血，滋养身体。

大雪食补以补阳为主，但应根据自身的状况来选择。像面红上火、口腔干燥干咳、口唇皲裂、皮肤干燥、毛发干枯等阴虚之人应以防燥护阴、滋肾润肺为主，可食用柔软甘润的食物，如牛奶、豆浆、鸡蛋、鱼肉、芝麻、蜂蜜、百合等，忌食燥热食物，如辣椒、胡椒、大茴香、小茴香等；如果是经常面色苍白、四肢乏力、易疲劳、怕冷等阳虚之人，应食用温热、熟软的食物，如豆类、大枣、怀山药、桂圆肉、南瓜、韭菜、芹菜、栗子、鸡肉等，忌食黏、干、硬、生冷的食物。

冬属阴，大雪时节是一年中阴气较盛的季节。这时如果借助天气的优势养阴，则可以调整体内的阴阳平衡，尤其是阴虚的人。中医认为，水是阴中的至阴，因此隆冬之际，多喝水可养阴。一般来说，一天中有3杯水是必须要喝的；第一杯水是早晨起来喝，可润肠燥；第二杯水是下午5点喝，可滋肾阴；第三杯水是晚上9点喝，可养心阴。除此之外，还可以多吃梨、萝卜、藕、蘑菇等，因为这些都是养阴的食物。

推荐食材

❀ 鸽肉　滋补肝肾　营养进补 ❀

大雪时节宜进补，乳鸽肉质鲜嫩，滋养作用强，可适当选用作为进补食材。但大量长期进食反而可能导致部分蛋白质的缺失，因此应注意适宜进食鸽肉。

鸽肉的食疗功效：可滋补肝肾、营养进补

鸽肉滋味鲜美，肉质细嫩，富含粗蛋白质和少量无机盐等营养成分。中医认为，鸽肉味咸，性平，无毒；具有滋补肝肾之作用，可以补气血，托毒排脓，可用以治疗恶疮、久病虚羸、消渴等症，常吃可使身体强健，清肺顺气。对于肾虚体弱、心神不宁、儿童成长、体力透支者均有功效。鸽子的骨内含丰富的软骨素，常食能增加皮肤弹性，改善血液循环。乳鸽肉含有较多的支链氨基酸和精氨酸，可促进体内蛋白质的合成，加快创伤愈合。

另外，虽然鸽肉所含营养价值高，但缺乏维生素 B_6、维生素C、维生素D以及人体正常生命必需的糖类。现代科学表明，人体内含有20种以上构成蛋白质的氨基酸，这些氨基酸对于人体而言都是必需的，不存在"优质"、"非优质"之分。

需要注意的是，吃鸽肉，可能反而会导致其他蛋白质的缺乏，造成人体亚健康，进而造成身体虚弱。因此鸽肉进食需要注意量，不可过分迷信鸽肉的食疗功效。

选购鸽子的技巧

鸽子的购买一般建议去当地市场购买新鲜的乳鸽，乳鸽是指孵出不久

的小鸽子，即未换毛又未会飞翔的小鸽子，肉厚而嫩，滋养作用较强。不要在网上购买已经加工好的鸽肉，在网上购买的鸽肉无法保证乳鸽肉的安全和新鲜。另外，已经加工好的鸽肉做法可能受到限制，营养流失也较自己烹饪要差。

哪些人不宜吃鸽肉

科学研究证实，鸽肉会导致产妇回奶。对于25岁以下的女性，鸽肉可能会影响到子宫收缩，干扰人体正常发育。因此不宜长时间食用乳鸽，如有不适应当立即就医。

养生食谱

鸽肉用于炖汤营养效果最好。

食谱一　香菇煲鸽肉

食材：乳鸽1只，香菇、枸杞子、香葱、生姜、料酒、食盐各适量。

做法：

1. 将乳鸽宰杀后洗净控干，香菇洗净泡发后挤干水分备用；

2. 将砂锅内加水煮沸，放入乳鸽炖煮，将血水泡沫捞出；

3. 往砂锅中注入适当凉水，放入鸽肉、姜片、葱段和一大勺料酒，大火煮开后转小火慢炖90分钟；

4. 将香菇放入砂锅继续小火慢炖约30分钟，最后放入泡发的枸杞子，约10分钟后关火，加入适量食盐，撒上葱花后盛出即可食用。

营养点评：本汤肉味鲜美，营养价值丰富，适于体虚病弱之人食用进补。

食谱二　烤乳鸽

食材：乳鸽1只，柠檬半个，食盐、料酒、胡椒粉、叉烧酱、蜂蜜各适量。

做法：

1. 将乳鸽宰杀后洗净控干，在乳鸽里外均匀抹上一层料酒和少许食盐，放置10分钟左右，再装入大点的容器中，挤出半个柠檬的汁，加叉烧酱、胡椒粉腌制2~3个小时入味；

2.取大张锡纸，垫几片柠檬片，放上腌制好的乳鸽，可在乳鸽肚子内也塞上柠檬，将锡纸包好；

3.将烤箱预热200摄氏度，放入包好的乳鸽，烤30分钟左右打开锡纸，倒出多余的水分，将腌料中调入适当蜂蜜，均匀涂于乳鸽之上；

4.放入烤箱再烤15分钟，中途取出再刷2次料汁，烤好后盛出即可食用。

营养点评： 本菜品鲜香可口，营养丰富，可补充蛋白质。

食谱三　花胶玉竹炖乳鸽

食材： 乳鸽1只，花椒、鸡爪、淮山、蜜枣、枸杞子、玉竹、党参、食盐、香葱、生姜各适量。

做法：

1.花椒泡发，将香葱、生姜放入水中，烧开后关火，将花椒放下去浸泡至水凉；

2.乳鸽宰杀后洗净、淖水，鸡爪洗净、淖水，淮山、蜜枣、枸杞子、玉竹、党参、生姜去皮切片；

3.将全部材料放入炖锅，小火炖2小时30分钟，加入适量食盐调味即可食用。

营养点评： 本汤清润美肤，适于干燥的冬季食用。

韭菜　补阳温和　促进食欲

大雪节气宜进补，但如果进补太过猛烈将得不偿失，因此，适当根据体质选择进补效果温和的韭菜非常有必要。

韭菜的食疗功效：可补阳温和、促进食欲

在中医里，韭菜有一个很响亮的名字叫"壮阳草"，还有人把韭菜称为"洗肠草"，不但如此，韭菜还有很多名字。韭菜还叫草钟乳、起阳草、长生草，又称扁菜。

中医认为，韭菜味甘、辛，性温，无毒，有健胃、提神、温暖的作用。根、叶捣汁有消炎止血、止痛之功。

从现代营养学角度来看，韭菜中含有蛋白质、脂肪、糖类、胡萝卜素和B族维生素、维生素C、纤维素及钙、磷、铁、钾等成分，以及挥发性精油、苷类和硫化物等特殊成分，有兴奋、散瘀、活血、止血、补中、助肝、通络等功效。韭菜中含钾比较丰富，每100克含钾380毫克，而含钠较少，每100克含36毫克钠，吃韭菜可以改进机体内钾钠平衡，对高血压、心脏病患者有利。韭菜还含有丰富的纤维素，每100克韭菜含1.5克纤维素，比大葱和芹菜都高，可以促进肠道蠕动、预防大肠癌的发生，同时又能减少对胆固醇的吸收，起到预防和治疗动脉硬化、冠心病等疾病的作用。

选购韭菜的技巧

选购韭菜以叶直、鲜嫩翠绿为佳，这样的营养素含量较高，具体可通过两个方式判断韭菜是否新鲜：一是根部截口处较齐，捏住根部叶片能直立，说明很新鲜，根部截口处长出一节，则不新鲜；二是韭菜有宽、细叶之分，宽叶韭菜叶色淡绿，纤维少，细叶韭菜叶片修长，叶色深绿，纤维多，香味浓。另外，区分下韭菜和韭黄，韭黄是在温室栽培的，叶淡黄，软嫩但不如韭菜清香。

哪些人不宜吃韭菜

消化不良或肠胃功能较弱的人吃韭菜容易烧心，不宜多吃。

养生食谱

韭菜可以炒、拌，做配料、做馅等，是家常饭桌上的常见蔬菜。

食谱一　韭菜炒核桃仁

食材： 新鲜韭菜1把，核桃仁10个左右，食盐、白砂糖、食用油、红辣椒丝各少许。

做法：

1. 将韭菜根部去掉，洗净切成段待用；

2. 锅烧热，把油倒入，加韭菜煸炒快速几下，加食盐、少许白砂糖、核桃仁及红椒丝再煸炒几下，闻到韭菜香味，熟了即可出锅。

营养点评： 此菜营养丰富，可补肾补脑，达到壮阳温补效果。

食谱二　韭菜炒河虾

食材： 新鲜河虾250克，韭菜50克，食用油、食盐各适量，生抽少许。

做法：

1. 先将河虾剪去尖嘴，用淡盐水泡泡，再反复冲洗干净，滤干水，韭菜切小段待用；

2. 把锅烧热，放河虾用小火煸至变红色即可盛出备用；

3. 锅放油烧热，放虾炒香，跟着下韭菜翻炒均匀，调盐味、淋少许生抽出锅即可食用。

营养点评： 本菜可补肝肾，暖腰膝，壮阳固精，但要注意，韭菜和河虾都是发物，必要人群需要忌口。

食谱三　韭菜炒蛋

食材： 鸡蛋4个，韭菜250克，食盐、植物油各适量。

做法：

1. 将韭菜洗净切成1厘米左右的小段，鸡蛋搅拌均匀后加入适量食盐，将韭菜和鸡蛋液拌匀备用；

2. 锅中放入2小勺植物油，中小火烧热后倒入蛋液慢慢炒熟即可食用。

营养点评：本菜作为常见家常菜，做法简单，可强精益气，补充体力。

辣椒　补充维生素C 提高免疫力

大雪时节气温低，人体免疫力低下易感染风寒，此时吃辣，不仅能够给身体带来温暖，还能够补充维生素C提高免疫力。

辣椒的食疗功效：可补充维生素C、提高免疫力

辣椒，又叫番椒、海椒、辣子、辣角、秦椒等，有绿色、黄色、红色等不同颜色及品种，以红色、绿色最为常见。

中医认为，辣椒味辛，性热。能温中健胃，散寒燥湿，发汗，可用于治疗脾胃虚寒，食欲不振，腹部有冷感，泻下稀水，寒湿郁滞，少食苔腻，身体困倦，肢体酸痛，感冒风寒，恶寒无汗等症状。

辣椒的果实因果皮含有辣椒素而有辣味，能增进食欲。而在红色、黄色的辣椒、甜椒中，还有一种辣椒红，这两种成分都只存在于辣椒中，辣椒素存在于辣椒果肉里，而辣椒红素则存在于辣椒皮，它的作用类似胡萝卜素，有很好的抗氧化作用。辣椒的热辣除了镇热止痛外，还能促进肾上腺素分泌，提高新陈代谢，而辣椒素也具有降低血小板黏性的作用，因此也成为维护心血管健康的保健食品中的热门成分。

选购辣椒的技巧

近几年来，在辣椒中动手脚的不良商家越来越多，做到"一闻、二尝、三看"可有效避免买到用硫黄熏制的辣椒。

一闻，是要闻辣椒的味道，如果有异味、酸味或刺激性的硫黄味，可能是硫黄熏制的辣椒；二尝，是要尝一点要买的辣椒，如果舌头感觉稍有刺激、辣味有改变，要警惕可能是硫黄熏蒸过的；三看，就是要看辣椒的外观，如果辣椒色泽异常光鲜或者颜色不自然，要多加留意，有时硫黄熏蒸的食物的干湿度和重量会有变化。另外，还可以用手搓揉一下辣椒，如果搓后手上有黄色的印迹留存，说明可能是硫黄熏制过的，应警惕购买。

哪些人不宜吃辣椒

由于辣椒的味道辛辣刺激，因此痔疮患者、眼病患者、慢性胆囊炎患者、热证者、口腔溃疡患者、甲状腺功能亢进患者、肾病患者及孕产妇等不适宜吃辣椒。

养生食谱

辣椒做为一款菜肴的辅助材料可多用于各种菜肴当中。

食谱一　自制剁辣椒

食材：红辣椒800克；大蒜、食盐、豆豉适量。另外需要准备干净干燥的玻璃瓶一个。

做法：

1. 先将新鲜红辣椒洗干净，再放到阴凉处晾干水，剪掉辣椒的蒂子；

2. 戴上干净的一次性手套或塑料手套，将鲜辣椒切碎；

3. 将剁好的辣椒连同蒜末、豆豉、食盐（500克辣椒：500克食盐）一起拌匀，调好盐味即可装入玻璃瓶或坛子里，密封好置于阴凉处保存；

4. 一般腌制5～7天后即可食用。

营养点评：此菜可烹饪剁椒鱼头、剁椒芋头等，也可佐餐食，增加菜肴味道，增添食欲。

食谱二　自制西红柿辣椒酱

食材：西红柿2500克，朝天椒1000克，食盐250克，生姜250克，大蒜250克，黄酱120克，白砂糖250克。

做法：

1. 将西红柿洗净，去皮备用，朝天椒洗净，控干表面的水分，大蒜去皮后切成小块，姜切片备用；

2. 依次将西红柿、辣椒、生姜、大蒜放入料理机中达成末状或糊状，然后放在盆中搅拌均匀；

3. 将准备好的干黄酱放入盆中，用勺子搅拌，使其均匀溶入西红柿辣椒酱中，再把食盐、白砂糖放入酱中，搅拌均匀即可食用。

营养点评：本品酸甜鲜辣，可用于制作多种菜肴。

食谱三　韩式辣椒酱炒鱿鱼

食材：鱿鱼1条，红椒、青椒各1个，洋葱半个，胡萝卜半根，植物油、食盐、大蒜、韩式辣椒酱、白砂糖各适量。

做法：

1.将青椒与红椒洗净，去除辣椒籽和蒂，切成菱形备用，洋葱洗净切块备用，胡萝卜洗净切块备用；

2.将鱿鱼去掉内脏和皮，洗净后用刀切成鱿鱼卷，放入开水锅中用开水焯一下，将韩式辣酱用温水调成糊状，加入少许白砂糖与食盐，搅拌均匀；

3.将炒锅置于火上，放入油烧至五成熟，加入大蒜片炒香，再放入青红椒块及洋葱翻炒，熟后倒入辣椒酱、鱿鱼卷，翻炒均匀即可食用。

营养点评：本菜品可缓解疲劳、治疗贫血、提高人体免疫力。

枸杞子　清心降火　提高免疫力

大雪时节温度低，人体免疫力下降极易导致疾病发生，冬季可提高免疫力同时达到进补效果的食材，首选枸杞子。

枸杞子的食疗功效：可清心降火、提高免疫力

枸杞子也叫枸杞果，产于天津、河南、河北、山西、宁夏等地。

中医认为，枸杞子味甘，性平，具有滋阴补血，益精明目等作用。

现代医学研究证明，枸杞子内含枯可胺A、甜菜碱及多种维生素、氨基酸等。这些物质具有降低血压、降低胆固醇、软化血管、降低血糖、保护肝脏、提高人体免疫功能等作用。因此，枸杞子还是一味预防动脉硬化、糖尿病、肝硬化以及增强机体抗病能力的良药。

枸杞子能入药，而枸杞叶的营养价值一点也不比枸杞子低，枸杞叶，又叫甜菜、枸杞尖、枸杞苗、枸杞头，在中医上被称为"地仙"。枸杞叶全株性凉，味甘苦，具有清热除烦、滋阴明目的作用，适于治疗阴虚发

热、消渴口干、手足心热以及肝肾亏虚、两目干涩、虚火牙痛等病症。

选购枸杞子的技巧

在我国，宁夏枸杞子为质量上佳的品种，深受消费者的喜爱，可以通过几个方法辨别枸杞子是否为正宗的宁夏枸杞子。

水泡法：将购来的枸杞子泡水，看看有没有下沉及褪色情况。如果发现大量枸杞下沉，则表示不是宁夏中宁枸杞；如果水色变成砖红色，则要注意是不是有染色和熏制处理，淡黄色表示正常。

手测法：抓一把已购的枸杞了，用力紧捏，然后松开，如果紧捏后各颗粒粘在一起的，就不是正宗宁夏中宁枸杞子，如果很容易分开则是宁夏枸杞子。

目测法：宁夏枸杞子个头不大，但是肉厚，枸杞果脐处有明显的白点，青海枸杞子个头大，糖分高，肉质赶不上宁夏枸杞子饱满。

闻味：宁夏枸杞子有一股淡淡的香味，其他地方的枸杞子基本不具有。

另外需要注意的是，如果发现枸杞子吃起来有酸苦味，说明可能是硫黄处理过的，这种枸杞子吃多可能致癌，消费者在选购时可试吃，一旦发现味道不对，就不应再购买。

哪些人不宜吃枸杞子

脾胃虚寒、阴虚精滑、腹泻、寒痰冷癖者不宜食用枸杞子。

养生食谱

枸杞子食药两用，可用于熬粥、炖汤、泡茶等各种吃法。

食谱一　阿胶枸杞党参排骨汤

食材：阿胶粉10克（阿胶块敲碎），黄芪、党参、枸杞子各5克，排骨400克，食盐、红糖适量。

做法：

1. 排骨洗干净，加入开水泡几分钟左右，飞水沥干，砍小块备用；

2. 所有汤料清洗干净备用；

3. 将所有材料放进煲中，一次性加足水量，大火烧开后，捞掉浮沫，转小火煲2小时；

4.加入阿胶粉即可，这种汤可根据自己口味加入红糖或食盐。

营养点评：本汤补血养气、养肝润肺，还可提高免疫力。

食谱二　枸杞米浆

食材：新鲜枸杞叶10克，大米50克，枸杞子、食盐适量。

做法：

1.大米洗净，用温水浸泡15分钟，然后用双手揉搓大米，制作出浓白的米浆，倒入锅里烧开后再熬几分钟；

2.准备大米、枸杞叶和少量枸杞子洗净，放入米浆中煮3分钟，加食盐调味便可。

营养点评：此汤浆可清热除烦、滋阴明目，适于治疗阴虚发热、消渴口干、手足心热以及肝肾亏虚、两目干涩、虚火牙痛等病症。

食谱三　枸杞黄精汤

食材：枸杞子15克，黄芪10克，猪肉100克，香葱、食盐、料酒各少许。

做法：

1.枸杞子、黄芪洗净，加水浸泡15分钟；

2.开大火烧开5分钟加入整块猪肉烧开10分钟转小火，20分钟炖熟，加入葱花、食盐、料酒；

3.捞肉切碎片，喝汤。

营养点评：此汤可补肝明目，提高人体免疫力。

冬至：防寒保暖　积蓄能量巧进补

冬至是北半球全年中白天最短、黑夜最长的一天，过了冬至，白天就会一天天变长，黑夜会慢慢变短。古人对冬至的说法是：阴极之至，阳气始生，日南至，日短之至，日影长之至，故曰"冬至"。冬至过后，就进入了一年中最寒冷的阶段，也称"数九"或"进九"。

进入最冷时节　养生注意防寒保暖

虽然冬至在地理上是太阳开始从南回归线逐渐北移、代表日子会渐渐温暖起来的一天，但从实际气候来说，冬至过后就进入数九寒天。俗话说"热在三伏，冷在三九"，冬至过后第三个和第四个九天是一年中最为寒冷的日子，因此防寒保暖是冬至时节最重要的养生课题。

冬至前后，北方的气温一般都在摄氏零度以下，时有风雪天气，容易造成道路结冰现象，所以人们出行时要特别注意，走在冰面雪路面时，一定要放慢步伐，迈小步行走，以防摔倒摔伤。冬至以后天气非常寒冷，出行一定要根据当地气候状况和及时收听收看天气预报，做好出行准备。把应带的鞋帽、手套、围巾、口罩和御寒衣物都应准备齐全以应不测。根据冬至后的气候变化，搞好防寒御寒准备，人们出行的健康才能有保障。

饮食七字诀：积蓄能量巧进补

"今年冬令进补，明年三春打虎"是一条流传已久的谚语，冬令进补是我国历史悠久的民间习俗之一。中医云："万物皆生于春，长于夏，收于秋，藏于冬，人亦应之。"古人认为，冬三月是"生机潜伏、阳气内藏"的季节，应讲究"养藏之道"。也就是说，冬天是一年四季中保养、积蓄的最佳时机。冬天人们为了增加体内热量，保持体力，会食欲大增，脾胃运化转旺，此时进补能更好地发挥补药的作用。事实证明，冬令进补不仅能调养身体，还能增强体质，提高机体的抗病能力。

冬至进补虽然是传统，但不代表人们可以随便乱补，冬至进补应当配合自己的体质进行进补。冬至时节气温过低，人体为了保持一定的热量，必须增加体内糖、脂肪和蛋白质等物质的分解，产生更多的能量，以适应机体的需要。因此，应多吃富含糖、脂肪、蛋白质和维生素的食物。

同时，寒冷也影响人的泌尿系统，促使排尿增加，较多的钠、钾、钙等无机盐随尿排出，因此要补充相应的食物。专家建议，在多吃蔬菜的基础上，适当增加动物内脏、瘦肉类、鱼类、蛋类等食品。有条件的还可多吃甲鱼、羊肉、桂圆、荔枝、胡桃肉等食品，这些食品味道鲜美，富含脂肪、蛋白质、糖类及钙、磷、铁等多种营养成分，不仅能补充因寒冷而过度消耗的热量，还能益气养血，对身体虚弱者尤为适宜。

推荐食材

❀ 红糖　补血散寒　暖胃健脾 ❀

冬至时节天气寒冷，可以适当食用红糖做成的食物，驱寒暖胃，同时对于有痛经的女孩子来说，还可以补血化瘀，是良好的冬季养生食品。

红糖的食疗功效：可补血散寒、暖胃健脾

从中医的角度来说，红糖性温，味甘，入脾，具有益气补血、健脾暖胃、缓中止痛、活血化瘀的作用。中医营养学认为，性温的红糖通过"温而补之，温而通之，温而散之"来发挥补血作用。相对而言，白糖虽味甘，然其色白，性平，故其补血的效果远不及红糖。

从现代营养学的角度来说，红糖为甘蔗经压榨取汁炼制而成的赤色结晶体。主要成分是蔗糖，另外含有一定量的葡萄糖、果糖、糖蜜、微量元素、维生素等营养成分。

选购红糖的技巧

选购红糖时可以通过3种方式鉴别买到的是否是优质红糖：一是通过组织状态鉴别，优质红糖呈现晶粒状或粉末状，干燥松散，不结块成团，溶入水中后溶液清晰无杂质、无悬浮物，劣质红糖受潮溶化，有杂质，溶入水中后易见沉淀物或悬浮物；二是通过气味鉴别，优质红糖具有甘蔗汁的清香味，次等红糖有香味淡香味较淡，而劣质红糖带有酒味、酸味或其他异味；三是通过滋味鉴别，优质红糖口味浓甜，微有蜜糖味，劣质红糖有焦苦味或其他异味。

哪些人不宜吃红糖

由于红糖由蔗糖做成，升糖指数高，因此糖尿病人忌吃红糖。另外，少年儿童不宜多吃红糖，以免引起挑食、龋齿、肥胖等。

养生食谱

红糖作为一种调味料，多用于制作汤饮、甜点等。

食谱一　红糖苹果片

食材：红糖2勺，苹果1个。

做法：

1. 苹果削皮切片，在锅中倒入红糖和水，用小火，将其慢慢烧融，边搅拌；

2. 放入切片了的苹果，用小火慢慢将苹果两面煎至色泽很深，略微脱水，这个过程需要5～8分钟，即可食用。

营养点评：此甜品可活血化瘀养肝，但不可吃太多，以防糖分摄入过量。

食谱二　生姜红糖水

食材：生姜10克，红糖30克。

做法：

1. 将生姜去皮洗净，切丝备用；

2. 在锅中加入一大碗水，放入姜丝开大火煮；

3. 水烧开后，放入红糖，用勺子搅拌均匀，用大火继续煮2分钟。

营养点评：本汤可缓解冬至时节因风寒感冒引起的鼻塞咳嗽，可驱寒暖胃。

食谱三　红枣菊花粥

食材： 红枣50克，大米100克，菊花15克，红糖20克。

做法：

1. 大米洗净，放入清水中浸泡备用，将红枣洗净放入温水中泡软备用，菊花洗净控水备用；

2. 在锅内放入大米及泡米水、红枣，用大火煮至沸腾后关小火，慢慢熬至粥熟，放入控干的菊花继续熬煮，菊花略熟时加入红糖搅拌至溶

营养点评： 本粥健脾补血，清肝明目，还有驻颜美容的功效，更适合女性食用。

芹菜　养肝降血压

血压高的朋友有体会，发现在冬天量血压要比别的季节要高。这时除了吃药、量血压外，还可以吃吃降血压的食物来协助降血压，比如芹菜。

芹菜的食疗功效：可平肝降压

冬天血压高是什么原因呢？因冬天的气温陡然下降，人的血管收缩，但血管中的血容量不会变化，因此血压升高。血压增高，增加了脑血管疾病的风险。而有动脉硬化、高血压的患者，在气温陡降后更易出现脑血管破裂，危及生命。因此在冬天，血压高的朋友更要注意按时量血压、服降压药，控制好血压。其实可以通过吃一些有助于降血压的食物来调整血压，比如说芹菜。芹菜是我们日常生活中最常见的食物，有很好的降血压作用，可以帮助治病高血压。

中医认为，芹菜性凉，味甘、辛，无毒，入肝、胆、心包经，具有清热除烦、平肝、利水消肿、凉血止血等功效，主治高血压、头痛、头晕、暴热烦渴、黄疸、水肿等。

芹菜的营养十分丰富，含有蛋白质、脂肪、糖类、粗纤维、钙、磷、铁等多种营养物质。其中，蛋白质含量比一般的瓜果蔬菜高1倍，铁的含量是番茄的20倍左右，还含丰富的胡萝卜素和多种维生素。芹菜中含有一种挥发性芳香油，会散发出特殊的香味，可以促进食欲。芹菜还可以加快

粪便在肠内的运转时间，减少致癌物质与结肠黏膜的接触，达到预防结肠癌的目的。

芹菜特别适合高血压、动脉硬化、高血糖、缺铁性贫血、经期妇女食用。因此，凡有体弱乏力、面色发黄、筋骨酸软、气虚易出汗等症状者，可以试试多吃芹菜。

▌选购芹菜的技巧

市场上看到的芹菜分水芹、旱芹两种，功能相近，药用以旱芹为佳。旱芹香气较浓，又名"香芹"，亦称"药芹"。建议在冬至时节选旱芹为宜。选购好芹菜的几个指标要注意：梗短而粗壮；芹菜叶翠绿而稀少，色泽鲜绿；叶柄厚，茎部稍呈圆形，内侧微向内凹。

▌哪些人不宜吃芹菜

芹菜性凉，脾胃虚寒、大便溏薄者（表现为大便稀，容易粘马桶）不宜多食；芹菜有降血压作用，故血压偏低者慎用。

▌养生食谱

很多朋友在吃芹菜时，先要摘去叶子，然后用芹菜的茎入菜。其实从营养学角度来说，芹菜叶比芹菜茎的营养要高出很多倍，所以扔掉芹菜叶实在可惜。因此我们在拿芹菜烹饪时，最好留取芹菜叶一并烹饪。也可以把茎叶分开做，比如茎炒菜、叶熬汤煮粥均可。

▌食谱一　芹菜红枣汤

食材：芹菜400克，红枣12颗，生姜3片，食盐、植物油适量。

做法：

1. 将食材分别洗净；

2. 红枣去核，芹菜切小段状待用；

3. 在锅内加入清水200毫升，放入姜、枣，大火滚沸后改小火约滚10分钟；

4. 放芹菜，改中大火滚至刚熟，放入食盐、油便可。

营养点评： 芹菜含铁量较高，能补充妇女经血的损失，养血补虚，而红枣能益气补血、健脾和胃、祛风，两者搭配熬汤，不仅养肝，还能补脾补血养颜。女性在经期结束之后，喝上一碗芹菜红枣汤，能养血补虚，容光焕发。

食谱二　鲜芹苹果汁

食材： 鲜芹菜200克，青苹果1个。

做法：

1. 将鲜芹菜放入开水中烫2分钟捞出、切碎，青苹果洗干净、切块；

2. 把芹菜叶和青苹果块一并榨汁，饮用。

营养点评： 该汁能降血压、平肝、镇静、和胃止吐、利尿，适用于眩晕头痛、颜面潮红、精神易兴奋的高血压患者。建议每次1杯，每天2次。

食谱三　芹菜炒豆干

食材： 新鲜芹菜200克，豆腐干200克，葱白、生姜、食用油、食盐各适量。

做法：

1. 芹菜洗净切去根头、切段，豆腐干切细丝，葱切段，生姜拍松；

2. 锅内烧热倒入食用油，烧至七成热，下姜、葱煸过加食盐，倒入豆干丝炒5分钟；

3. 加入芹菜段一齐翻炒起锅即成。

营养点评： 本菜鲜香可口，具有降压平肝，通便的功效，适用于高血压、大便燥结等病症。为了让该菜秀色可餐，建议芹菜切段的长度与豆腐干丝相近，绿色的芹菜和黄白色的豆腐干丝的搭配好看又营养。

糯米　温和滋补　健脾暖胃

糯米是糯稻脱壳的米，生活中很多美食都是糯米做成的，比如八宝饭、醪糟、粽子、汤圆等，可以说，糯米是丰富我们饮食生活必不可少的一种食材。

糯米的食疗功效：可温和滋补、健脾暖胃

从中医的角度来说，糯米是一种温和的滋补品，有补虚、补血、健脾暖胃、止汗等作用，适用于脾胃虚寒所致的反胃、食欲减少、泄泻和气虚引起的汗虚、气短无力、孕期腹坠胀等症。

从西医营养学的角度来看，糯米含有蛋白质、脂肪、糖类、钙、磷、铁、维生素 B_1、维生素 B_2、烟酸及淀粉等，营养丰富，为温补强壮食品。它富含的 B 族维生素，能温暖脾胃，补益中气，对脾胃虚寒、食欲不佳、腹胀腹泻有一定缓解作用。同时糯米有收涩作用，对治疗尿频、止汗有较好的食疗效果。

很多人认为糯米不好消化，实际上，糯米的主要成分为淀粉，且大部分为支链淀粉，比大米更容易消化。但如果糯米不加水加热，或者是加水加热后又冷却了，淀粉容易出现老化回生现象，形成难以消化的淀粉团，因此人们才会觉得糯米难以消化。

选购糯米的技巧

糯米不同于一般的大米，购买时应当注意区分，可以从 3 个方面来挑选糯米：一是应当选择米形饱满、大粒的糯米，若碎粒较多则不应购买；二是糯米的颜色应当是乳白色不透明状的颗粒，而一般的大米则是玉白色，看上去还略有透明；三是糯米的硬度不是很大，因此购买时可用手掐一掐米粒，如果很硬则有可能是一般的大米或者掺了一般的大米。

哪些人不宜吃糯米

糖尿病人不宜吃糯米，肠胃功能弱的人群，老人、孩子等消化能力较弱的人群应少吃糯米。

养生食谱

糯米除了做年糕、糍粑、汤圆、粽子等小食外，还可做糯米鸡等美食，另外还可酿酒，可谓"多才多艺"。

食谱一　辣白菜炒年糕

食材： 年糕200克，辣白菜、香葱、生姜、食盐、酱油、白砂糖各适量。

做法：

1. 辣白菜（泡菜）切成小块，葱切段，姜切丝备用，年糕切成条状，在开水中煮一下捞出沥干；

2. 锅中倒油，油热后下入葱、姜，然后将辣白菜倒入炒出红汤；

3. 加少量水、食盐、酱油炒均，倒入焯好的年糕翻炒，出锅前加少许白砂糖提鲜，盛出即可食用。

营养点评： 本菜有补虚、补血、健脾暖胃、止汗等作用。

食谱二　糯米糍

食材： 糯米粉125克，白砂糖50克，牛奶100毫升，植物油1大勺，椰丝、花生酱适量。

做法：

1. 将糯米粉与白砂糖混合后，放入牛奶和植物油，搅拌均匀用手揉成团至光滑；

2. 将揉好的糯米团分成乒乓球大小并用双手搓成圆球，像做汤圆一样用手指在圆球上戳一个窝放入花生酱，再把四周的糯米团包拢搓成圆球；

3. 用锅将水烧开，将包好馅的糯米团放入煮熟，捞出控水后在椰丝中滚一滚，让糯米团都裹上椰丝即可食用，冷却后食用口感更好。

营养点评： 本品是常见甜点，可作为茶后点心，香甜可口，但注意不要吃太多，以防造成消化不良。

食谱三　黑糯米红枣芸豆粥

食材： 黑糯米80克，芸豆20克，薏米50克，干红枣、冰糖各适量。

做法：

1. 各种原料淘洗干净，黑糯米、芸豆、薏米、干红枣放到锅里用清水浸泡15分钟，往锅里注入适量的水（粥水是原料的3～4倍）；

2. 闭上盖置于灶上，中大火烧开锅里的水后，盖子揭开留条小缝，以免汤汁外溢，转小火慢煮；

3. 中途不时用木勺搅动粥水，不搅时，就把盖斜置锅口，无须闭严实。直至锅中的粥熬到自己喜欢的稀稠程度，放冰糖融化后即可食用。

营养点评：本粥以糯米搭配红枣，可温中驱寒，补血养颜。

花生　补脾益气　补虚止血

花生作为常食用的坚果，不但吃法多样，榨出的优质花生油还能够为人体提供大量的优质脂肪酸。

花生的食疗功效：可补脾益气、补虚止血

花生又名落花生，中医认为，花生味甘，性平，入脾、肺经，可补脾益气、润肺化痰，滑肠催乳，还有扶正补虚、悦脾和胃、滋养调气、利水消肿、清咽止疟的作用。将花生连红衣一起与红枣配合使用，既可补虚，又能止血，最宜于身体虚弱的出血患者。

而营养学认为，花生有"长生果"、"植物肉"、"素中之荤"之称，多吃花生可补蛋白。花生仁含丰富的脂肪油，油中含多种脂肪酸的甘油酯，其中不饱和脂肪酸占80%以上，又含丰富的蛋白质、多种人体必需的氨基酸、卵磷脂、嘌呤、胆碱、胡萝卜素、维生素 B_1、维生素 B_2、维生素 E、泛酸、钙、磷、铁、甾醇、部分鞣酸等。

选购花生的技巧

花生属于坚果类，容易霉变、氧化，最好买原味花生，而非椒盐、五香等味重的花生。在选购时可通过4个方法来判断是否为优质花生：一是从色泽上鉴别，优质花生果荚呈土黄色或白色，果仁呈各不同品种所特有的颜色，色泽分布均匀一致，一般的花生果荚颜色灰暗，果仁颜色变深，劣质花生果荚灰暗或黯黑，果仁呈紫红色、棕褐色或黑褐色；二是从形态上鉴别，优质花生带荚花生和去荚果仁均颗粒饱满、形态完整、大小均

匀，子叶肥厚而有光泽，无杂质，一般的花生颗粒不饱满、大小不均匀或有未成熟颗粒，体积小于正常完善粒的 1/2 或重量小于正常完善粒的 1/2，另外还有破碎颗粒、虫蚀颗粒、生芽颗粒等；劣质花生不仅发霉，严重虫蚀，有大量变软、色泽变暗的颗粒；三是从气味上鉴别，优质花生具有花生特有的气味，一般花生其特有的气味平淡或略有异味，劣质花生有霉味、哈喇味等不良气味；四是从滋味上鉴别，优质花生具有花生纯正的香味，无任何异味，一般花生其固有的味道淡薄，劣质花生有油脂酸败味、辣味、苦涩味及其他令人不愉快的滋味。

哪些人不宜吃花生

痛风、糖尿病、高脂蛋白血症、肠胃相关疾病患者不应食用花生，消化不良、跌打瘀肿及想要减肥的人也不宜吃花生。另外，花生米很容易受潮变霉，产生致癌性很强的黄曲霉菌毒素，黄曲霉菌毒素可引起中毒性肝炎、肝硬化、肝癌。这种毒素耐高温，煎、炒、煮、炸等烹调方法都分解不了它，所以在购买时一定要注意不可吃发霉的花生米。

养生食谱

花生的吃法有很多，可生食、磨成粉冲服，还可炒熟或煮熟吃。

食谱一 花生小米粥

食材：小米 50 克，花生仁 50 克，红小豆 30 克，桂花糖、冰糖适量。

做法：

1. 将小米、花生仁、红小豆放入清水中浸泡 2 小时，淘洗干净待用；

2. 锅中注入适量清水，加入花生仁、红小豆煮沸后，改用小火煮 30 分钟；

3. 放入小米煮至烂，花生仁、红小豆酥软，再加入冰糖、桂花糖即可食用。

营养点评：此粥可滋阴润肺、养阴防燥，预防冬季上火。

食谱二　核桃花生鱼头汤

食材： 核桃仁50克，花生50克，大鱼头1个，红枣8枚，生姜3片，食盐、食用油少许。

做法：

1.核桃剥壳、花生剥壳取仁待用；把大头鱼洗好后用少许油煎香；

2.把煎好的大头鱼、核桃肉、花生、红枣、生姜、食盐、食用油放入煲内，加水煮约1小时，即可连汤同食。

营养点评： 本汤可补充大量维生素E，营养可口抗衰老。

食谱三　水煮花生

食材： 花生1000克，八角2个，食盐2勺，桂皮1块。

做法：

1.花生用水清洗干净，用拇指和食指轻轻按花生前面的一头，使花生壳裂开一个小口子以便煮的时候容易入味；

2.把处理好的花生倒入高压锅后加水，水和花生的比例为1：1；

3.将桂皮和八角放入锅中，加入4勺食盐（放盐比例大约为500克花生：10克盐），用铲子稍微搅拌花生以使盐与花生混合均匀；

4.盖上盖子煮20分钟，煮熟后不要马上开锅盖，要再焖半小时再开锅盖；

5.将花生捞出控水后即可食用，剩下的花生可以继续泡在汁中，泡的时间越长越入味。

营养点评： 本品不仅香味十足，还能够保持花生的营养价值，可谓一举两得。

小寒：养肾防寒　保暖喝粥

小寒是一年二十四节气中的第23个节气，时值公历1月6日左右。小寒之后，我国气候开始进入一年中最寒冷的时段。俗话说，冷气积久而寒。此时，天气寒冷，大冷还未到达极点，所以称为小寒。

最冷时期 保暖防寒 适当锻炼

在小寒节气里最重要的养生事项就是保暖防寒，另外，在寒冷的节气里适当进行体育锻炼、增强免疫力也是非常重要的。俗话说"冬天动一动，少闹一场病；冬天懒一懒，多喝药一碗"，由此可见体育运动和锻炼也是小寒时节的一个重要养生内容。

适当的体育锻炼、户外活动，能强身健体、增强身体御寒能力。同时，不同的人群进行体育锻炼时也应注意适当的方法。在这干冷的日子里，宜多进行户外的运动，如早晨的慢跑、跳绳、踢毽等。还要在精神上宜静神少虑、畅达乐观，不为琐事劳神，心态平和，增添乐趣。在此节气里，患心脏病和高血压病的人往往会病情加重，患"中风"者增多。中医认为，人体内的血液，得温则易于流动，得寒就容易停滞，所谓"血遇寒则凝"，说的就是这个道理。所以保暖工作一定要做好，尤其是老年人。

饮食九字诀：养肾防寒、保暖助消化

在小寒节气期间一般为传统节日"腊八"，腊八这天，我国有喝腊八粥的习俗，北方的腊八粥有黄米、红米、白米、小米、菱角米、栗子、红豆、枣泥和水煮，外加桃仁、杏仁、瓜子、花生、松子、红糖、白糖、葡萄干点缀，南方的还会加入莲子和桂圆。我国古人称"粥饭为世间第一补人之物"，认为吃粥可以延年益寿，李时珍在《本草纲目》上说粥能"益气、生津、养脾胃、治虚寒"。张耒的《粥记》中也说："每日起，食粥一大碗，空腹胃虚，谷气便作，所补不细，又极柔腻，与肠胃相得，最为饮食之妙诀"。

另外，冬季干冷的时候，要注意冬日养生，特别强调的一点是"养肾防寒"：要补血、补气、补阴、补阳。民谚也有"三九补一冬，来年无病痛"之说，足见冬日养生进补的重要性。进补时不可贪恋油腻、辛辣的食品，应以补气润燥为主，还要根据自己的体质选择适宜的补品，最忌讳就是盲目进补。

常用补药有人参、黄芪、阿胶、冬虫夏草、首乌、枸杞、当归等；食补要根据阴阳气血的偏盛偏衰，结合食物之性来选择羊肉、狗肉、猪肉、鸡肉、鸭肉、鳝鱼、甲鱼、鲅鱼和海虾等，还有其他食物如核桃仁、大枣、龙眼肉、芝麻、山药、莲子、百合、栗子等。

推荐食材

❀ 当归 补气活血 润肠通便 ❀

小寒时节重养藏，进补为养生一大要事。冬季进补重在"补气、补血、补阳"，当归可补气活血，可适宜选择进补。

▌当归的食疗功效：可补气活血、治痛经便秘

当归，别名秦归、云归、西当归、岷当归。当归作为一味药食同源的中药，《本草纲目》提到，"古人娶妻为嗣续也，当归调血为女人要药，为思夫之意，故有当归之名"。

中医认为，当归味性温味辛，微苦，归肝、心、脾经，因当归味甘而重，故专能补血，其气轻而辛，故又能行血，补中有动，行中有补，为血中之要药。因此，它既能补血，又能活血，既可通经，又能活络。凡妇女月经不调、痛经、血虚闭经、面色萎黄、衰弱贫血、子宫出血、产后瘀血等妇女的常见病，都可以用当归治疗。

研究学认为，当归中的挥发油和阿魏酸能抑制子宫平滑肌收缩，而其水醇溶性非挥发性物质，则能使子宫平滑肌兴奋，当归对子宫的作用取决于子宫的功能状态而呈双相调节作用，所以当归有治闭经、痛经的作用。

此外，当归还有润肠通便的作用，对因血虚而月经不调，合并便秘的女性尤宜适用，老年人便秘亦可选用。

▌选购和保存当归的技巧

在挑选时需要注意的是，当归一般长 15～25 厘米，外皮黄棕色至深褐色，有纵皱纹及横长皮孔。以主根粗长、油润、外皮颜色为黄棕色、肉质饱满、断面颜色黄白、气味浓郁者为佳。而干枯无油或断面呈绿褐色的，表明已经变质，不能药用。另外，买回的当归保存也有讲究。由于当归中含有大量的蔗糖和挥发油，非常容易走油和吸收水分发霉、生虫并变色。贮存当归前一定要先将它晾晒好，然后放在阴凉干燥处，最好温度在 28 ℃以下。平时还要定期检查，发现吸潮或轻度霉变、虫蛀，要及时晾晒或用

60 ℃的温度烘干。

哪些人不宜吃当归

当归属甘温润补之品，热盛出血者禁服，湿盛中满及大便溏泄者、孕妇慎服。

养生食谱

当归主要以辅疗形式添加到粥、汤中，还可用于酿药酒。

食谱一　当归金银花汤

食材：当归 50克，金银花（也就是俗称的二花）15克，红枣10颗，黑豆1把，红糖100克，鸡蛋3至5枚。

做法：

1. 把当归和金银花用纱布包好，红枣、黑豆洗净；

2. 当归、金银花、红枣、黑豆和红糖一起放锅中熬煮，直至最后汤汁够一碗；

3. 鸡蛋洗干净，煮一会后敲碎蛋壳，像茶叶蛋一样，再煮，直到汤汁收到一碗即可喝汤，吃红枣、黑豆、鸡蛋。

营养点评：此汤在月经第一天服用，可暖子宫，适合宫寒者服用。

食谱二　当归土鸡汤

食材：土鸡半只，当归20克，花生仁、红枣、黑木耳、生姜、食盐各适量。

做法：

1. 将土鸡切块，用清水洗净，飞水后捞起，生姜切片，花生仁、红枣洗净，黑木耳泡发；

2. 把焯飞水后的鸡块放入锅内，加水没过鸡肉，加入姜片、当归、花生仁、黑木耳；

3. 用大水烧开后调小火炖1.5小时，食用时加入食盐调味即可食用。

营养点评： 此汤可补血活血调经，适宜气血亏损人群食用。

食谱三　当归羊肉汤

食材： 羊肉500克，当归30克，生姜15克，食盐、食醋、香葱、料酒、胡椒粉各适量。

做法：

1. 将羊肉焯水后洗净备用，可滴几滴醋以去掉膻味，香葱切为葱段备用；

2. 在炖锅中放入适当的水，放入除胡椒粉以外的所有材料，大火煮开后，转小火炖煮2~3小时左右；

3. 炖煮至羊肉烂熟后关火，撒入适当的胡椒粉即可捞出食用。

营养点评： 本汤营养丰富，可开胃进补、益气补血。

柚子　润肺清肠　疏肝降火气

柚子清香、酸甜、凉润，营养丰富，药用价值很高，是人们喜食的水果之一，也是医学界公认的最具食疗效益的水果。秋季是柚子成熟的季节，冬季吃柚子，能够清心健脾，开胃下火。

柚子的食疗功效：可润肺清肠、降火气

《本草纲目》中说，柚子味甘、酸，性寒，具有理气化痰、润肺清肠、补血健脾等功效，能治食少、口淡、消化不良等症，能帮助消化、除痰止渴、理气散结。

柚皮又名橘红，广橘红性温，味苦、辛，有理气化痰、健脾消食、散寒燥湿的作用。柚子为柚的种子，含黄柏酮、黄柏内酯、去乙酰闹米林等，另含脂肪油、无机盐、蛋白质、粗纤维等。柚叶含挥发油，具有消炎、镇痛、利湿等功效。可以说，柚子一身都是宝。

现代医药学研究发现，柚肉中含有非常丰富的维生素C以及类胰岛素等成分，故有降血糖、降血脂、减肥、美肤养容等功效。经常食用，对高血压、糖尿病、血管硬化等疾病有辅助治疗作用，对肥胖者有健体养颜功

能。柚子还具有健胃、润肺、补血、清肠、利便等功效，可促进伤口愈合，对败血症等有良好的辅助疗效。此外，柚子含有生理活性物质皮甙，可降低血液的黏滞度，减少血栓的形成，故而对脑血管疾病，如脑血栓、中风等也有较好的预防作用。而鲜柚肉由于含有类似胰岛素的成分，更是糖尿病患者的理想食品。

选购柚子的方法

选购柚子的方法一般是"闻"、"敲"两个环节。闻，即闻香气，熟透了的柚子，芳香浓郁；敲，即按压敲打果实外皮，看外皮下陷没弹性的质量较差，敲打时听其发出声音，辨别果实生熟和质量的优劣。挑选柚子最好选择上尖下宽的标准型，表皮须薄而光润，并且色泽呈淡绿或淡黄，如果看起来是柔软、多汁的样子更好。刚采下来的柚子，滋味不是最佳，最好在室内放置几天，一般是两周以后，待果实水分逐渐蒸发，此时甜度提高，吃起来味更美。

哪些人不宜吃柚子

柚子性寒，脾虚泄泻的人吃了柚子会腹泻，故身体虚寒的人不宜多吃。另外柚子中含有大量的钾，肾病患者服用要在医生指导下才可以。

养生食谱

柚子不仅可以生吃，还可以把柚子肉、柚子皮做成各式甜点和茶饮，达到冬季保健消火的效果。

食谱一 蜂蜜柚子茶

食材：柚子1个，蜂蜜（不要买洋槐蜜，选味道淡一点的，就不会遮住柚子的香味），冰糖半包。

做法：

1.把柚子皮洗净，用食盐擦洗柚子皮表面后冲洗干净，也可以用牙刷蘸盐刷一刷；

2.用小刀将柚子皮削下来，削的时候一定要薄，尽量只削下黄色部分，白色部分可根据自己口味取舍。柚子的第一层是柚子皮，这是柚子祛痰镇咳的精髓所在，然后是柚子皮和柚子果肉之间的白瓤，这是柚子最苦的地方，可以根据自己的口味取舍；

3. 将柚子皮切成丝，用食盐用力揉搓柚子皮，使柚子皮中的苦味析出，再用清水浸泡半小时，这个步骤可重复2~3次；

4. 利用浸泡柚子皮的时间，把柚子肉全部剥出来，柚子肉剥得越细越好。这样煮起来会比较快；

5. 把切好的柚子皮和果肉泥放入干净无油的锅中，加一小碗清水和冰糖，用中小火熬1个小时左右（时间自己看），熬至黏稠，柚皮金黄透亮即可，注意熬的时候要经常搅拌，以免粘锅；

6. 煮好后，放凉，加入蜂蜜，搅拌均匀后就做成蜂蜜柚子茶；

7. 放入密封容器，置于冰箱冷藏，3天后即可取出食用。

营养点评：蜂蜜柚子茶可梳理肝气，美容养颜。

食谱二　香柠柚子酱排骨

食材：猪小排400克，柠檬半个，柚子（酱）2汤匙，橄榄油各适量。

做法：

1. 先用清水将排骨中的血水冲洗干净，然后将排骨放入开水中焯一焯，再用清水冲洗掉排骨上的浮沫，将排骨放入另外的锅中炖煮40分钟；

2. 排骨煮好后捞出沥干水分待用，将柚子酱与柠檬汁准备好；

3. 在锅内倒入两汤匙橄榄油，放入柠檬片，用锅铲压出柠檬汁，小火炒出果糖，然后将沥干水的排骨倒入锅中翻炒，直至两面煎香；

4. 另起锅倒入一汤匙橄榄油，倒入柚子酱，将排骨翻炒均匀，每根排骨都裹上柚子酱即可起锅食用。

营养点评：本品酸甜可口，可清热去火，止咳化痰，润肺去燥。

食谱三　柚子炖鸡

食材：童子鸡750克，柚子500克，生姜10克，香葱10克，食盐、甜面酱、料酒少许。

做法：

1.将柚子去皮留肉，鸡杀后除毛去内脏待用，香葱洗净切段，生姜洗净切片待用；

2.将柚子肉纳入鸡腹中，放在盆中，加入葱段和姜片，淋入料酒、食盐和适量的水；

3.将盆置入锅中，锅中加水，小火炖煮至鸡肉烂熟即可食用。

营养点评：本汤营养丰富，可健胃下痰，温补去燥，还可提高免疫力。

扇贝　补肾滋阴　降血脂

中医认为，咸味补肾，其中咸包括两种，即咸和鲜，鲜特指一些海产品，扇贝则是荤一些的海产品，营养价值也非常不错，适宜冬季食用。

扇贝的食疗功效：可补肾、滋阴养血

中医认为，扇贝味甘、咸，性微温，有滋阴养血、补肾调中的功效，主治消渴、肾虚尿频、食欲不振等。

营养学家认为，扇贝富含蛋白质、糖类、核黄素和钙、磷、铁等多种营养成分，蛋白质含量高达61.8％，为鸡肉、牛肉、鲜对虾的3倍。矿物质的含量远在鱼翅、燕窝之上。扇贝含丰富的谷氨酸钠，味道极鲜。另外，在贝类软体动物中，含一种具有降低血清胆固醇作用的代尔太7－胆固醇和24－亚甲基胆固醇，它们兼有抑制胆固醇在肝脏合成和加速排泄胆固醇的独特作用，从而使体内胆固醇下降。它们的功效比常用的降胆固醇的药物谷固醇更强。人们在食用贝类食物后，常有一种清爽宜人的感觉，因此对消解人们情绪上的烦恼也是有一定益处的。

选购和保存扇贝的技巧

选购新鲜扇贝有讲究：新鲜贝肉色泽正常且有光泽，无异味，手摸有

爽滑感，弹性好，不新鲜贝肉色泽减退或无光泽，有酸味，手感发黏，弹性差；新鲜赤贝呈黄褐色或浅黄褐色，有光泽，弹性好，不新鲜赤贝呈灰黄色或浅绿色，无光泽，无弹性。不要食用未熟透的贝类，以免传染上肝炎等疾病。

在保存方面，鲜活的扇贝不适合放在冰箱长时间保存，最好用清水盛放，待扇贝吐尽泥沙后，尽快烹饪。如果实在需要保存，就先不要清洗扇贝，在其表面抹上盐，再用保鲜膜包住放在冰箱内冷冻保存，可保存较长时间。

▌哪些人不宜吃扇贝

许多贝类是发物，有些人应慎食；而贝类性多寒凉，故脾胃虚寒者不宜多吃。

▌养生食谱

扇贝吃法较多，中西方也有很大差异，但中国人一般是用来清蒸或熬汤。需要注意的是，贝类本身极富鲜味，烹制时千万不要再加味精，也不宜多放盐，以免反失鲜味。

食谱一　蒜蓉粉丝蒸扇贝

食材：扇贝8只，粉丝一把，大蒜、料酒、食盐、蒸豆豉鱼油各适量。

做法：

1. 清洁扇贝，把所有黑色部分去除，再用清水冲洗干净，扇贝壳用刷子刷干净，用少许料酒、食盐将扇贝肉腌一会；

2. 泡粉丝，大蒜切碎；

3. 锅中倒少许油，油热后倒入蒜蓉炒出香味即盛出；泡软的粉丝摆在贝壳上，再放上腌好的贝肉，再放上蒜蓉；

4. 用蒸豆豉鱼油淋在每个扇贝上，开水锅蒸5～6分钟即可食用。

营养点评：此菜滋阴补肾养血，有滋阴养血、补肾调中的功效。

食谱二　扇贝炒木耳丝

食材： 鲜扇贝300克，干木耳10克，芹菜1根，料酒、蚝油、淀粉、食盐、酱油、白砂糖各适量，白皮蒜6瓣。

做法：

1.将木耳丝用冷水浸泡一小时后洗净，扇贝洗净，芹菜洗净切段备用；

2.将锅中倒入清水，大火烧水至沸腾后放入干木耳丝焯水，20秒钟左右即可捞出沥干；往焯木耳的水中倒入少许料酒，继续放入扇贝焯水，15秒钟左右捞出沥干；

3.将大蒜去皮拍碎待用，将酱油、蚝油、食盐、白砂糖、清水和淀粉放入碗中调匀做成酱汁备用；

4.锅中倒入食用油，待油七成热时倒入大蒜煸至双面金黄后倒入芹菜段和木耳丝翻炒，一分钟后倒入扇贝继续翻炒几下，淋入酱汁，搅拌均匀后炒至汤汁变黏稠，即可关火出锅食用。

营养点评： 本菜鲜香可口，养血驻颜。

食谱三　扇贝蒸蛋

食材： 鲜扇贝4只，鸡蛋2个，西兰花适量，生姜5克，食盐、酱油、料酒、香油、柠檬汁各少许。

做法：

1.将扇贝肉挖出，去掉裙边内脏后洗净，在扇贝肉上切花但不要将扇贝肉切断，往扇贝肉上挤入适量柠檬汁，淋入料酒，加少许食盐抓匀，放入姜丝后加盖腌制20分钟左右；

2.往蒸碗中倒入香油，将腌制好的扇贝肉放入碗底；

3.将鸡蛋在另外的碗中打散，加入凉白开水，再加少许盐后打匀，用蛋网滤出蛋泡并倒入放扇贝的碗中，然后在碗中加入一些剪碎的西兰花；

4.将碗放入蒸锅中，大火烧开后转小火蒸蛋，蒸10~12分钟，至表面中心处浮动不明显即可关火出锅，淋上少许酱油提鲜即可食用。

营养点评： 本品营养丰富，味道鲜美，可补充丰富的蛋白质。

红豆　补血养颜 利尿消肿

对于女性来说，红豆是极佳的养生食材，红豆富含铁质，有补血的作用，是女性生理期间的滋补佳品。

红豆的食疗功效：可补血养颜、利尿消肿

红豆，亦称赤小豆赤豆、红饭豆等，来源为豆科植物赤小豆或赤豆的干燥成熟种子，所含的营养物质超过了许多食品，如小麦、小米、玉米等。中医认为，红豆性平、味甘、酸，无毒，有滋补强壮、健脾养胃、利水除湿、清热解毒、通乳汁和补血的功能，特别适合各种水肿患者的食疗。

现代研究发现，红豆中也含有一种皂甙类物质，能促进通便及排尿，对心脏病或肾病引起的水肿有辅助治疗作用。而有关营养专家分析表明，红豆的蛋白质、淀粉、食物纤维含量都很高，还含有多种无机盐和微量元素，如钾、钙、镁、铁、铜、锰、锌等。因此红豆的营养成分与人们熟悉的绿豆相近，有些甚至超过了绿豆。尽管红豆可以补血，但要注意造成贫血的原因很多，若是因为维生素B_{12}缺乏而导致，则食用红豆的帮助就很有限，不要盲目迷信红豆。

选购红豆的技巧

选购红豆需要区分赤小豆和赤豆。赤小豆呈长圆形稍扁，表面红紫色，无光泽或稍有光泽，质硬不易破碎；赤豆呈短圆柱形，两端较平或钝圆，表面暗棕红色，有光泽。

哪些人不宜吃红豆

由于红豆具有利尿祛湿的功效，因此尿多、尿频之人应当慎吃红豆。

养生食谱

红豆与其他谷类混合，制成豆饭、豆粥、豆沙包等主食，成为经久不变的科学食用方法。

食谱一　红豆粥

食材：红豆50克，大米100克，白砂糖或冰糖少许。

做法：

1. 将红豆和大米洗净，放入砂锅或煲中，加适量水，用大火烧开后改为微火焖约50分钟左右；

2. 等水有黏稠感后，加入少量白砂糖或冰糖搅匀后盖严、熄火、焖着待冷却即可食用。

营养点评：此粥补血养颜、健脾养胃、可消除水肿。

食谱二　红豆饭

食材：红豆90克，糯米500克，食盐、黑芝麻各适量。

做法：

1. 红豆洗净，加入4杯水煮开后，调成中火煮10分钟后熄火待凉；

2. 将糯米洗净沥干，与煮好的红豆连汤（已经凉好）一起混合泡1小时左右，再用锅蒸熟；

3. 将红豆饭盛出，撒上少许盐和黑芝麻即可食用。

营养点评：本饭营养丰富，补血养颜，但注意别吃冷的，以免造成糯米胀胃不消化。

食谱三　红豆小圆子

食材：红豆200克，香糯小圆子200克，冰糖适量。

做法：

1. 将红豆用清水冲洗后浸泡4～6小时；

2. 将泡好的红豆放入高压锅内，加入适量水，水面高于红豆1～1.5厘米即可，大火烧开后转中小火熬15分钟左右；

3. 取适量熬好的红豆和红豆汤放入小锅中，边加热边搅拌，使其成为红豆沙；

4. 放入适量冰糖、糯米小圆子以中火煮熟，一边煮一边要搅拌，等小圆子浮于汤面时即可关火，盛出即可食用。

营养点评：本甜品香甜可口，营养丰富，清热解毒、健脾益胃。

大寒：驱寒滋补　养护身心

大寒是二十四节气中最后一个节气，每年1月20日前后太阳到达黄经300度时为"大寒"。大寒，是天气寒冷到极点的意思，此时节寒潮南下频繁，是我国大部地区一年中的寒冷时期，风大，低温，地面积雪不化，呈现出冰天雪地、天寒地冻的严寒景象。

保暖防寒　气温忽高忽低护心为上

古有"大寒大寒，防风御寒，早喝人参黄芪酒，晚服杞菊地黄丸"，这说明古代劳动人民就很重视大寒节气里对调养身体的重视，大寒时节历来是养生保健的重要时期。冬天是天寒地冻、生机潜伏闭藏的季节，冬季养生应顺应自然界闭藏的规律，以敛阴护阳为根本。大寒时节的气温如同坐过山车般上上下下，气温剧变尤须护心护脑，在此期间，心脑血管系统疾病和呼吸系统疾病极易加重或发作，因此，天气寒冷时不宜外出，外出应当适应温差慢慢过渡，大寒时节除了要注意防寒之外，还须防风，衣着也要随着气温的变化而随时增减。另外还需要注意开窗通风，添衣御寒，可泡脚加快血液循环。

值得一提的是，大寒时节正处于元旦后、春节前，对于上班族来说，正是一年之中工作最繁重的时候，人体极易疲劳，耗精伤神。因此，在这一段日子，尤其要注意休息，保持心情平静。

饮食六字诀：滋补养肾、驱寒

大寒时节饮食调养有三宜：一宜粥糜，古代养生家多提倡深冬晨起喝些热粥，《饮膳正要》中认为冬季宜服羊肉粥，以温补阳气，如若在粳米粥中加点红枣、赤豆可使人感觉周身温暖，精力倍增；二宜温热之品，以取阳生阴长之义。如宜吃牛肉、羊肉、狗肉、龙眼肉、枣、蛋、山药、猪血、糯米、韭菜等；三宜坚果之品，冬日多吃点核桃仁、板栗、松子以及花生、葵花子、芝麻、黑豆、黑米等。

大寒节气后，要多吃温性食品，如鸡肉、羊肉、芥菜、韭菜、橘子、橙子等，烹调菜肴时还可适当多放些葱、姜、蒜、辣椒、料酒等温性食物进行调味。冬季是肾主令之时，肾主咸味，心主苦味，咸能胜苦。故《四时调摄笺》中指出："冬日肾水味咸，恐水克火，故宜养心。"所以，饮食之味宜减咸增苦以养心气，以保心肾相交，食辛热之品，使肺气直达，固实肾气。

推荐食材

❀ 豆腐 补中益气 治骨质疏松 ❀

大寒时节全国普遍降温或者大雾，冬天正进入鼎盛寒冷时期，豆腐作为补益清热养生食品，常食之，可补中益气。

豆腐的食疗功效：可补中益气、治骨质疏松

豆腐是我国的一种古老传统食品，在一些古籍中，如明代李时珍的《本草纲目》、叶子奇的《草目子》、罗颀的《物原》等著作中都有豆腐做法始于汉淮南王刘安的记载。

中医书籍记载：豆腐，味甘，性凉，入脾、胃、大肠经，具有益气和中、生津解毒的功效，可用于赤眼、消渴等症，并解硫黄、烧酒之毒。

豆腐亦可用于食疗，具有一定的药用价值。如葱炖豆腐，可治感冒初起，每天食3~5次；鲫鱼与豆腐共煮，可治麻疹出齐尚有余热者，也可用于下乳；葱煎豆腐，可用于水肿膨胀；豆腐萝卜汤，可用于痰火吼喘；豆腐红糖共煮，可用于吐血等。

现代医学证实，豆腐除有增加营养、帮助消化、增进食欲的功能外，对齿、骨骼的生长发育也颇为有益，在造血功能中可增加血液中铁的含量；豆腐不含胆固醇，为高血压、高脂血、高胆固醇症及动脉硬化、冠心病患者的药膳佳肴。也是儿童、病弱者及老年人补充营养的食疗佳品。豆腐含有丰富的植物雌激素，对防治骨质疏松症有良好的作用。还有抑制乳腺癌、前列腺癌及血癌的功能，豆腐中的甾固醇、豆甾醇，均是抑癌的有效成分。

选购和保存豆腐的技巧

豆腐本身的颜色是略带微黄色，如果色泽过于死白，有可能添加漂白剂，则不宜选购。此外，豆腐是高蛋白质的食品，很容易变坏，尤其是自由市场卖的板豆腐更应多加留意。盒装豆腐需要冷藏，所以需要到有良好冷藏设备的场所选购。

当盒装豆腐的包装有凸起，里面豆腐则混浊、水泡多且大，便属于不良品。而没有包装的豆腐很容易腐坏，买回家后，应立刻浸泡于水中，并放入冰箱冷藏，烹调前再取出，取出后不要超过4小时，以保持新鲜，最好是在购买当天食用完毕。若无法一次食用完毕，可依所需的分量切割使用，剩余的部分再放回冷冻室，方便下次食用。

哪些人不宜吃豆腐

因豆腐中含嘌呤较多，对嘌呤代谢失常的痛风患者和血尿酸浓度增高的患者，忌食豆腐；脾胃虚寒，经常腹泻便溏者忌食。

养生食谱

豆腐的做法很多，可以切成块、片或丁或炖或炸。还可做成多种菜式，多种造型，如冷盘、热菜、汤羹、火锅。

食谱一　玉米豆腐粥

食材：豆腐1块，玉米粒1根，鸡蛋1个。

做法：

1. 把玉米剥离成粒，洗净待用；鸡蛋打散待用；

2. 锅烧水，烧开后将豆腐及玉米粒一起倒入锅，再次烧开后转小火煮30分钟，至玉米变成粥状；

3. 加食盐调味，把鸡蛋液趁热倒入锅中，搅拌成蛋花，关火即食。

营养点评：本周可健脾利尿降血压，还能补充营养。

食谱二　泡菜豆腐汤

食材：豆腐1～2块，韩国泡菜1碗，五花肉50克，牛肉粉、食用油、蒜、香油各适量。

做法：

1. 韩国泡菜切段，五花肉切片，蒜切末，豆腐切块待用；
2. 锅烧热倒油，先放入蒜切末、五花肉煸炒，再放入泡菜，倒入豆腐，简单翻炒；
3. 倒入清水，没过这些食材，炖20分钟左右，放入牛肉粉、香油、蒜末调味即食。

营养点评：此汤香味扑鼻，可补钙开胃、生津解毒。

食谱三　豆腐菊花羹

食材：豆腐100克，野菊花10克，蒲公英15克，水淀粉、食盐等调味品各少许。

做法：

1. 将野菊花、蒲公英煎煮1小时，取汁约200毫升；
2. 往汁水中加入豆腐、调味品同煮沸；
3. 放入适量水淀粉勾芡、搅匀即成。

营养点评：此羹清热解毒，用于辅助治疗湿疹、皮肤瘙痒等。

紫苏　散寒理气　治风寒

大寒时节由于天气寒冷，气温上下差异大，人极易感染风寒，此时适量进食紫苏，可散体内寒气，治疗风寒感冒。

紫苏的食疗功效：可散寒理气、治风寒

紫苏又名白苏、赤苏、红苏、香苏、黑苏、白紫苏、青苏、野苏、苏麻、苏草、唐紫苏、桂荏、皱叶苏等，紫苏叶味辛，性温，具有发表、散寒、理气、和营的功效。治感冒风寒、恶寒发热、咳嗽、气喘、胸腹胀满

等。《本草纲目》载"行气宽中，清痰利肺，和血，温中，止痛，定喘，安胎"。

　　紫苏嫩叶每百克含水分85.7克，蛋白质3.8克，脂肪1.3克，糖类6.4克，磷44毫克，铁2.3毫克，胡萝卜素9.09克，维生素$B_1$0.02毫克，维生素$B_2$0.35毫克，烟酸1.3毫克，维生素C47毫克，还有挥发油等物质，具有特异芳香。

选购紫苏的技巧

　　紫苏叶片多皱缩卷曲，常破碎，完整的叶片呈卵圆形，长4~13厘米，宽2.5~9厘米或更长，顶端急尖，基部阔楔形，边缘有撕裂状锯齿，叶柄长2~7厘米，叶长两面紫色至紫蓝色或上面紫绿色，疏被灰白色毛，下面可见多数凹陷的腺点。紫苏质脆易碎，气辛香，味微辛，以叶片大、色紫、不带枝梗、香气浓郁者为佳。

哪些人不宜吃紫苏

　　温病及气弱表虚者忌食。

养生食谱

　　新鲜的紫苏叶营养成分比蔬菜高，可用于制作药粥，也可直接凉拌食用。

食谱三　豆腐菊花羹

食材： 新鲜紫苏叶1把，大米50克，红糖适量。

做法：

1. 大米用水淘洗干净，紫苏叶洗干净；

2. 砂锅内加入适量水，放入紫苏叶，煮沸1分钟，去渣取汁备用；

3. 锅内加水，烧开，加入大米煮粥，待粥熟时，再加入紫苏叶汁和红糖，搅匀即成。

👨‍🍳**营养点评：**本粥可增强食欲、助消化，防风寒感冒。

食谱二　子姜紫苏炒牛肉

食材：牛肉300克，子姜100克，紫苏2棵，朝天椒4个，食盐、大蒜、淀粉、生抽、蚝油、料酒各适量。

做法：

1. 牛肉洗净切成薄片，用料酒、生抽、淀粉抓匀后腌制片刻；

2. 子姜洗净切成薄片，紫苏洗净摘下叶子，大蒜拍破切碎、朝天椒切段备用；

3. 中火烧热锅中的油，油温5成热时，将子姜片、蒜末和指天椒放入爆香，随后调成大火，放入牛肉翻炒片刻，待牛肉变色时，加入蚝油和盐，加入紫苏叶子翻炒至牛肉熟透即可食用。

👨‍🍳**营养点评：**本菜可驱寒理气，预防感冒，还可缓解已感冒的症状。

食谱三　凉拌紫苏叶

食材：紫苏叶300克，食盐2克，酱油5克，香油5克。

做法：

1. 先把紫苏叶择去杂物，用清水洗净，放入沸水锅内焯透，捞出，再用清水洗一洗，挤干水分备用；

2. 将紫苏叶用刀切成段，直接放入盘内，加入食盐、酱油、香油拌匀，即可食用。

👨‍🍳**营养点评：**此菜具有解毒、散寒、理气的功效。

🌹 黄芪　补气　健脾　利尿 🌹

黄芪，李时珍说它为"补药之长"，有"补气诸药之最"美誉，味甘性温，补气最给力，大寒天选择黄芪进补，再好不过。

黄芪的食疗功效：可补气、健脾、利尿

中医认为，黄芪味甘，性温，具有补气固表、利尿功效。

现代营养学分析认为，黄芪含有多糖、单糖、黄酮类、甜菜碱、叶酸、多种氨基酸、黏液质、树胶、纤维素和微量元素硒、硅等，对兴奋中枢神经系统、增强网状内皮系统的吞噬功能、提高抗病能力、改善心肺功能、扩张血管、降低血压、改善皮肤血液循环和营养状况、保护肝脏、防止肝糖减少、促进细胞的新陈代谢、利尿、健肾，由于黄芪含有丰富的微量元素硒，还具有良好的抗癌和预防冠心病的作用。科学家研究发现，黄芪在改善老年人的机体代谢及预防老年病方面，有着十分重要的作用。

选购黄芪的技巧

黄芪的特点是淡棕色或黄色，圆锥形，上短粗下渐细，长约20～120厘米，表面有皱纹及横向皮孔，质坚韧。断面纤维状，显粉性，皮部黄色，木质部黄色有放射状文理，味微甜，嚼有豆腥味。常见的黄芪假品有锦鸡儿、紫花苜蓿、白香草樨、大野豌豆、兰花棘豆、蜀葵、欧蜀葵、圆叶锦葵等，在购药时仔细观察药品的大小、外形、断面，尤其是味感，就能很容易地鉴别出真假。

哪些人不宜吃黄芪

身体干瘦结实的人，在感冒或经期的人不宜食用黄芪，另外肾病属阴虚，湿热、热毒炽盛者用黄芪一般会出现毒副作用，应禁用。

养生食谱

黄芪是一味补气良药，因此用于熬汤、煎水、熬粥等均是不错的烹饪方式。

食谱一　黄芪猪肚汤

食材：黄芪20克，猪肚1个，食盐适量。

做法：

1.把猪肚洗净，将黄芪洗净后装入猪肚内；

2.锅中加水，猪肚和黄芪一并用大火煮开，调小火炖1～2个小时至熟，加食盐调味食用。

营养点评： 此汤益气健脾，消食开胃，可用于胃下垂及慢性胃炎病人。

食谱二 黄芪百合粥

食材： 黄芪、百合各30克，大米100克，红糖适量。

做法：

1.将黄芪、百合分别洗净，放入锅中；

2.加清水适量，用小火煎煮约30分钟，滤去渣，剩下药汁；

3.将大米淘洗干净放入锅中，加入药汁，煮至大米烂熟，加红糖搅拌均匀即可。

营养点评： 此粥可调理肺气虚弱引起的慢性支气管炎、支气管哮喘、过敏性鼻炎等。

食谱三 黄芪红枣茶

食材： 黄芪15克，红枣4粒。

做法：

1.将红枣用温水泡发洗净后去核备用；

2.将黄芪和红枣用清水浸泡20～30分钟；

3.浸泡后将锅放在火上，大火煮开后转小火煮20分钟即可饮用。在煮的过程中最好不用电磁炉，选择用明火。

营养点评： 此茶补血补气，美容养颜。

芋头 益胃 健脾 助消化

大寒时节天气寒冷，宜多吃含有大量能量的食物，芋头含有大量糖类，是极好的补充能量的食物之一。

芋头的食疗功效：可益胃、健脾、助消化

芋头既是食物，又是药物。中医认为，芋头味甘、辛，性平，有小

毒，入大肠、胃经，少食可助消化，治疗消化不良，有开胃生津、消炎镇痛、补气益肾等功效，可治胃痛、痢疾、慢性肾炎等。

根据现代营养分析，芋头中富含蛋白质、钙、磷、铁、钾、镁、钠、胡萝卜素、烟酸、维生素C、B族维生素、皂角甙等多种成分，所含的矿物质中，氟的含量较高，具有洁齿防龋、保护牙齿的作用；其丰富的营养价值，能增强人体的免疫功能，可作为防治癌瘤的常用药膳主食。在癌症手术或术后放射治疗、化学药物治疗及其康复过程中，有辅助治疗的作用；芋头营养丰富，含有大量的淀粉、矿物质及维生素，既是蔬菜，又是粮食，可熟食、干制或制粉。由于芋头的淀粉颗粒小，仅为马铃薯淀粉的十分之一，其消化率可达98.8%，在芋头加工方面可制成芋粉及芋泥馅以延长保存。

选购芋头的技巧

选择较结实的芋头，且没有斑点的。芋头必须体型匀称，拿起来重量轻，就表示水分少；切开来肉质细白的，就表示质地松，这就是上品。注意外型不要有烂点，否则切开一定有腐败处。此外也可以观察芋头的切口，切口汁液如果呈现粉质，肉质香脆可口；如果呈现液态状，肉质就没有那么蓬松。

由于芋头的黏液中含有皂甙，能刺激皮肤发痒，因此生剥芋头皮时需小心。芋头不用先洗净就去皮，并保持手部的干燥，可以减少痒的发生。如果不小心接触皮肤发痒时，涂抹生姜，或在火上烘烤片刻，或浸泡醋水都可以止痒。

哪些人不宜吃芋头

对于痰多、过敏性体质（荨麻疹、湿疹、哮喘、过敏性鼻炎）者、小儿食滞、胃纳欠佳以及糖尿病患者应少食；同时食滞胃痛、肠胃湿热者忌食。

养生食谱

芋头既可作为主食蒸熟蘸糖食用，又可用来制作菜肴、点心，因此是人们喜爱的根茎类食品，但是生芋有小毒，食时必须熟透。

食谱一 芋头粥

食材：芋头50克，大米100克，白糖适量。

做法：

1. 将芋头择净，切为小块，大米淘净；

2. 同放入锅内，加清水适量煮粥；

3. 待熟后白砂糖调味服食，每天1次，连续3～5天。

营养点评：此方可健脾胃、消食积，适用于脾胃亏虚、消化不良、小儿疳积。

食谱二 拔丝芋头

食材：芋头500克，芝麻10克，白砂糖200克，猪油750克。

做法：

1. 先将芋头洗净去皮，切成滚刀切或菱形块，放在盘内待炸，芝麻拣去杂质后待用；

2. 将锅架在火上，倒入油750克，烧至六成熟时将芋头块放入，两次炸熟上色，呈现金黄色时出油；

3. 将锅内油倒出，留余油15克，将白砂糖200克放入锅中不停搅动，使糖受热均匀熔化，火不宜太大，等糖液起小针尖大小的泡时迅速将炸好的芋头块倒入，撒上芝麻，颠翻均匀后即可盛盘食用。

营养点评：本品香甜可口，可补充能量，开胃消食。

食谱三 芋头烧鸭

食材：鸭肉、芋头、大葱、生姜、白皮蒜、食盐、料酒、白砂糖、老抽、胡椒粉各适量。

做法：

1. 将芋头洗净后放入蒸锅中蒸20分钟，蒸完后搓去表皮；

2. 将鸭肉切块，冷水下锅焯水，加几片生姜和少量料酒，水开后捞出，洗去浮沫；

3. 芋头切块，锅中烧油，先炒大料再炒姜、葱、蒜，然后将鸭肉下锅，稍微翻炒后加少量老抽和料酒；

4.加水烧开转至汤煲中烧，约40分钟后加食盐、白砂糖、胡椒粉并将芋头下锅，烧至芋头软烂即可出锅食用。

营养点评：本品滋补养胃，补肾清热。

附录：食疗养生对号入座，你属于哪种体质

中医体质学，把人分为9种体质，然后有针对性地研究其发病及其治疗、养生。除平和质一种为最佳外，气虚质、阳虚质、阴虚质、痰湿质、湿热质、气郁质、血瘀质、特禀质8种均属"偏颇"，只有选择适合自己的个性化养生保健方案才能将体质调整到最佳状态。因此我们在进行调理前，来看看自己是属于哪种体质吧。

一、平和质：最健康，要保持

如果你体形匀称、健壮，面色红润且精力充沛，睡眠、饮食良好，大小便正常，性格随和开朗，对周围环境适应能力较强，那么，恭喜你，你是健康的，不过还需要努力保持下去。

二、气虚质：要防反复感冒

这类人平时怕冷、怕热，怕风，很容易感冒。属这种体质的人，容易成为反复感冒的受害者，每个月都要到医院打几次吊针，打完之后，当时好了，过一阵子又复发了。

在饮食上，要注意多吃有益气健脾的食物，如淮山、黄豆、白扁豆、鸡肉、香菇、大枣、蜂蜜等，少吃具有耗气作用的食物，如空心菜、生萝卜等。

三、阳虚质：保暖最重要

这类人怕冷，夏天也不敢吹空调，尤其是上腹、背部或腰膝部总觉得

有风，衣服比别人穿得多，手脚却冰凉，吃饭喝水总喜欢热的，吃或喝凉的东西总会感到不舒服，容易大便稀。性格多属于沉静内向型，喜欢安静。

阳虚质的人在饮食上，可多吃牛肉、羊肉、韭菜、生姜等温补阳气的食物，少吃梨、西瓜、荸荠等生冷寒凉的食物。秋冬季节注意保暖，尤其是后背、上腹、下腹和足底部位。

四、阴虚质：不宜洗桑拿

这类人大多体形瘦长，性格外向、活泼，甚至有点急躁。他们常感到手脚心发热，脸上冒火，眼睛干涩，脸上总像涂了腮红。容易口干，皮肤干，想喝水，寒凉体质，大便也偏干燥，容易失眠。

他们在饮食上应多吃瘦猪肉、鸭肉、荸荠、银耳等甘凉滋润之品，少食羊肉、韭菜、辣椒、葵花子等性温燥烈之品。锻炼时要控制出汗量，及时补充水分。不宜洗桑拿。

五、湿热质：适合高强度大运动量锻炼

这类人面部和鼻尖总是油光发亮，易生痤疮粉刺，皮肤还容易瘙痒。常感到口苦、口臭或嘴里有异味，身重困倦。大便燥结或黏滞不爽，舌质偏红苔黄腻。他们多性格急躁易怒，对又潮又热的气候较难适应。

这些人在饮食上应以清淡为主，可多食红小豆、绿豆、芹菜、黄瓜、藕等甘寒、甘平的食物。少吃羊肉、韭菜、生姜、辣椒、胡椒、花椒等甘温滋腻及火锅、烹炸、烧烤等辛温助热的食物。

六、痰湿质：必须控制体重

体形肥胖，更重要的是腹部肥满松软。眼皮微肿，脸上皮肤油脂较多，容易出汗，常感到胸闷，痰多，动不动就会觉得四肢酸困沉重。性格上一般比较温和。通常来说，这些人很容易患上冠心病、糖尿病、代谢综合征等。这类人在饮食上要注意以清淡为主，控制肥肉及甜、黏、油腻食物的摄入。可多食海带、冬瓜等。

七、气郁质：要防抑郁症

这种体质的人大多体形偏瘦，常感到闷闷不乐、情绪低沉，容易紧张、

焦虑不安，多愁善感，容易感到害怕或受到惊吓，常感到乳房及两胁部胀痛，经常无缘无故地叹气，咽喉部常有堵塞感或异物感，容易失眠、健忘。

应该说，气郁质的人少数属于先天遗传，其他人则可能是因过去一些不良经历造成，与抑郁症关系密切。

这类人在饮食上应多吃黄花菜、海带、山楂、玫瑰花等具有行气、解郁、消食、醒神作用的食物。由于这类人容易失眠，睡前一定避免饮茶、咖啡和可可等具有提神醒脑作用的饮料。

八、血瘀质：提防心脑血管病

这种体质的人大多体形偏瘦，性格急躁，容易健忘。面色、口唇偏暗，常有色素沉着，皮肤干燥，容易出现瘀斑。不仅如此，他们头发易脱落，还常感到这疼那疼的。血瘀质的女性多是痛经的"受害者"，容易出现闭经，或经色紫黑有块、崩漏。另外，心脑血管疾病和某些肿瘤也与血瘀有关，应该引起注意。

这类人饮食上应多吃山楂、醋、玫瑰花、金橘等具有活血、散结、行气、疏肝解郁作用的食物，少吃肥肉等滋腻之品。

九、特禀质：过敏体质最多

特禀体质有多种表现，比如有的人即使不感冒也经常鼻塞、打喷嚏、流鼻涕，容易患哮喘，容易对药物、食物、气味、花粉、季节过敏；有的人皮肤容易起荨麻疹，皮肤常因过敏出现紫红色瘀点、瘀斑寒凉体质，皮肤常一抓就红，寒凉体质，并出现抓痕，与西医所说的过敏体质有些相像。

这类人在饮食上宜清淡、均衡，粗细搭配适当，荤素配伍合理。多食益气固表的食物，少吃荞麦（含致敏物质荞麦荧光素）、蚕豆、白扁豆、牛肉、鹅肉、鲤鱼、虾、蟹、茄子、酒、辣椒、浓茶、咖啡等辛辣食物、腥膻发物或含致敏物质的食物。

需要提醒的是，有些人可能既具有这种体质的特征，又具有那种体质的表现，我们称其为"兼夹体质"。如气虚质与痰湿质的兼夹，湿热质与血瘀质的兼夹等等。这种情况下，可同时参考几种体质综合调养。

［注：本文体质分型依据王琦教授（北京中医药大学教授，中华中医药学会中医体质分会主任委员）撰写的《解密中国人的九种体质》一书为依据，在此表示感谢。］

图书在版编目（CIP）数据

二十四节气吃什么 / 王健淇编著. --长沙 ：湖南
科学技术出版社，2013.6
ISBN 978-7-5357-7611-2

Ⅰ. ①二… Ⅱ. ①王… Ⅲ. ①食物养生－食谱 Ⅳ.
①R247.1②TS972.161

中国版本图书馆 CIP 数据核字(2013)第 069101 号

二十四节气吃什么

编　　著：王健淇
责任编辑：周　妍　李文瑶　杨　旻
出版发行：湖南科学技术出版社
社　　址：长沙市湘雅路 276 号
　　　　　http://www.hnstp.com
邮购联系：本社直销科 0731-84375808
印　　刷：国防科技大学印刷厂
　　　　　（印装质量问题请直接与本厂联系）
厂　　址：长沙市德雅路 109 号
邮　　编：410003
出版日期：2016 年 1 月第 1 版第 6 次
开　　本：710mm×1000mm　1/16
印　　张：17.5
字　　数：200000
书　　号：ISBN 978-7-5357-7611-2
定　　价：29.80 元